GUIDE PRATIQUE

DU

CULTIVATEUR AVEYRONNAIS

Sur l'Hygiène

ET LE

TRAITEMENT DES MALADIES DU BÉTAIL,

Ouvrage couronné par la Société centrale d'agriculture de l'Aveyron, publié sous ses auspices et orné de figures;

Par ROCHE (Lubin),

Ancien Élève de l'École d'économie rurale et vétérinaire d'Alfort; Médecin-Vétérinaire de l'arrondissement de Saint-Affrique; Secrétaire du Conseil d'hygiène publique et de salubrité; Secrétaire du Comice agricole; Membre correspondant de la Société nationale et centrale de médecine vétérinaire; Membre honoraire, titulaire et lauréat de plusieurs Sociétés savantes.

Le bétail est l'âme de l'agriculture.
RODAT.

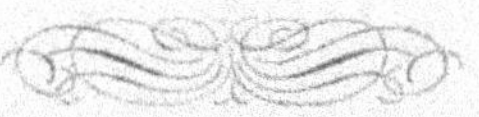

Rodez,
De l'Imprimerie de **CARRÈRE** Aîné, libraire.

—

1850.

A Monsieur Fluchaire,

Préfet de l'Aveyron, Chevalier de la Légion-d'Honneur, Président honoraire de la
Société d'Agriculture du Département.

Votre zèle ardent pour le bien public, le puissant intérêt que vous portez à l'agriculture et aux personnes entièrement vouées à son étude, me font espérer que vous daignerez agréer la dédicace de ce petit livre, qui, privé des agrémens du style et des charmes de l'érudition, ne peut être recommandable à vos yeux que sous le rapport du sujet en lui-même.

L. ROCHE,
Médecin-vétérinaire.

D.
du s
de l'I
hono
acco
teur,
ferm
de m
Je
vrain
ne p
dées,
gran
Ma
adres
conde
raje,

Dans tous les cas, je serai largement satisfait et récompensé si mon travail, basé sur les leçons de mes anciens maîtres et sur ma longue expérience, peut étendre les connaissances de certains cultivateurs ; si je puis donner à d'autres quelques sages avis ; si je puis ébranler *un peu* la masse des routiniers opiniâtres, et si je puis contribuer à la conservation de quelques têtes de bétail, tout en faisant retirer de ces animaux plus de travail, plus de produit et un plus long service.

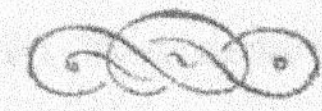

GUIDE PRATIQUE

DU

CULTIVATEUR AVEYRONNAIS

SUR

L'HYGIÈNE ET LE TRAITEMENT DES MALADIES DU BÉTAIL.

———— ❦ ————

PREMIÈRE PARTIE.

Considérations générales sur l'importance du bon entretien du bétail, sur certains préjugés, sur le choix du bétail, sur les ruses des marchands, sur les vices rédhibitoires. (Loi du 20 mai 1838.)

CHAPITRE PREMIER.

Importance du bon entretien du bétail.

La grande devise que j'ai adoptée : *Le bétail est l'âme de l'agriculture*, après l'avoir empruntée au patriarche de l'agriculture aveyronnaise, feu Amans Rodat, définit parfaitement toute l'importance que le cultivateur doit attacher à l'hygiène du bétail.

Certes, la plupart de nos laboureurs sensés ne peuvent ni contester, ni méconnaître cette importance ; mais ils oublient ou ils ignorent *l'application exacte des préceptes hygiéniques.*

L'importance du bon entretien du bétail doit frapper sans cesse l'attention du cultivateur ; elle doit aussi lui prescrire l'obligation d'en faire une étude sérieuse.

En effet, ne voit-il pas journellement les grandes ressources que ses bestiaux lui procurent, soit pendant le cours de leur vie, soit après leur mort ?

Et les bestiaux fournissent ces grandes ressources, dit M. de Morogues : 1° par leur intelligence ; 2° par leur force ; 3° par leurs produits ; 4° par les engrais qu'ils donnent à la terre.

L'intelligence est principalement répartie au chien ; le cheval vient après lui : le premier est l'ami, le compagnon de l'homme ; il est l'interprète du berger ; c'est à lui qu'est confiée, vu sa vigilance continuelle, la garde de la ferme et des troupeaux ; le second comprend ses services, nos besoins et nos caprices.

La force du cheval, de l'âne, du mulet, du bœuf, de la vache, est indispensable pour labourer la terre, pour porter et traîner des fardeaux, pour nous transporter d'un lieu à un autre.

Leurs produits, c'est-à-dire le lait de la vache, de la brebis et de la chèvre, sont pour nous un aliment précieux : celui de l'ânesse et de la jument nous sert de remèdes efficaces.

Leurs engrais ou fumiers sont encore, sans contredit, des produits indispensables ; *ils sont les véritables assureurs des récoltes* ; sans eux, la plupart de nos champs seraient stériles.

Après leur mort, ces mêmes animaux fournissent à l'un des premiers besoins de notre conservation personnelle, puisqu'ils servent à notre nourriture, puisqu'ils nous donnent des vêtemens, et encore d'autres engrais.

Le bœuf, la vache, les moutons, les brebis, les agneaux, les veaux, les chèvres, alimentent les boucheries; le porc restaure la cuisine du riche, et fournit la principale nourriture grasse du paysan et de l'ouvrier.

La laine, les poils, les crins, servent à la fabrication des draps et de certains feutrages; la peau sert aux cordonniers, aux selliers, aux carrossiers, aux bourreliers, aux gantiers et aux fourreurs.

Les débris de cette peau servent à la fabrication de la colle; les os donnent la gélatine et le noir animal; le sang et les excrémens qui se répandent dans les abattoirs et dans les voiries sont d'excellens engrais, trop souvent négligés ou mal employés.

Telle est, en peu de mots, la grande utilité du bétail. De cette utilité ressort pleinement l'importance de bien le soigner, puisqu'alors le cultivateur est assuré de doubler la force de ces cabaux, leur rendement en chair, en laine et en lait, tout en prolongeant leurs services et leur vie.

Bien plus, il est prouvé *que le beau coup d'œil du bétail dans une ferme* est l'image fidèle de l'aisance et de l'intelligence agricole du maître.

Pour en finir à ce sujet, je rapporterai ce proverbe nivernais: *Tant vaut l'homme, tant vaut la terre, et le bétail qu'elle nourrit.*

Dans l'exécution rigoureuse de cette vérité, le cultivateur trouvera *de l'argent; qu'il n'en cherche pas ailleurs,* s'il veut éviter sa ruine complète.

CHAPITRE II.

De certains préjugés.

Sans doute le bétail est exposé à une foule de maux que lui procure l'état de domesticité ; mais on voit tous les jours, surtout dans les campagnes, que le plus grand nombre de ses maladies dépend des trop fréquentes erreurs d'hygiène.

Ces erreurs, qui semblent être imposées aux animaux pendant toutes les saisons de l'année, par l'avarice, par l'ignorance et les préjugés de leur maître, agissent sur eux avec plus de force, pendant l'hiver et l'automne, principalement quand ils sont soumis alors à une nourriture pauvre, assez souvent avariée et donnée dans des étables vicieuses.

Généralement, les cultivateurs de l'Aveyron portent peu d'attention à la qualité et à la quantité de la nourriture du bétail ; on exige beaucoup de lui, on le nourrit mal et on le loge dans des écuries, dans des étables, dans des bergeries, dans des porcheries, basses, humides, mal aérées, remplies de fumier, de vapeurs désagréables et de boues croupissantes à leurs portes d'entrée.

Pour s'excuser des reproches qu'on leur adresse en leur démontrant clairement les effets de ces pratiques si souvent dangereuses, certains campagnards répondent, avec assurance, *qu'ils ne peuvent pas changer la nourriture du bétail ;* nourriture avariée le plus ordinairement par leur faute.

Ils disent *qu'il leur faut du fumier,* et ils laissent

perdre ou périr celui qu'ils ont sous les yeux ; ils affirment que le bétail *n'a rien à craindre de la corruption de l'air, mais seulement de sa froidure ;* ils affirment encore *que la chaleur nourrit autant que le foin ; que l'excès de travail est utile après un long repos.*

Ceux-ci regardent une couverture de fumier, épaisse et enveloppant une grande partie du corps, *comme un moyen de santé, comme une marque d'engraissement ou comme une ruse* pour faire paraître les bœufs *bien culottés*, quand ils sont exposés en vente.

Ceux-là regardent les toiles d'araignées, dans les étables, comme de puissans préservatifs, *non-seulement parce qu'elles enlacent les mouches au milieu de leurs filets, mais encore parce qu'elles pompent les mauvais venins.*

D'autres placent parmi le bétail un bouc, *pour absorber les vapeurs malfaisantes, pour se charger des causes de maladie ;* ou bien encore ils enterrent près des habitations un animal mort des suites d'une maladie contagieuse, disant pour raison : *morte la bête, mort le venin.*

Je n'en finirais pas, si je voulais continuer de pareilles citations et établir le chiffre de la mortalité que leur pratique affligeante a occasionnée ; pour mon compte, j'en possède de nombreux tableaux.

Mais en énumérant succinctement des faits semblables, je fais ressortir encore l'importance raisonnée du bon entretien du bétail.

CHAPITRE III.

Du choix du bétail.

Quoique cette question appartienne à l'étude élémentaire de *l'élevage*, de *l'éducation*, etc., etc., du bétail, j'aime à croire que quelques observations générales *sur le choix des animaux* trouveront ici une place anticipée, mais légitime.

En effet, le cultivateur doit posséder quelques notions positives sur les formes extérieures du bétail ; car, choisi avec goût, avec discernement, il sera toujours mieux soigné.

A quelques rares exceptions près, une bonne conformation est la preuve d'une bonne constitution, d'un bon tempérament, d'un bon rapport, d'un bon et long service.

Dans le choix de l'espèce chevaline, où figure l'âne et le mulet, je dois m'abstenir de passer en revue les qualités de la jument poulinière et des animaux de selle, de trait et de bât ; je parlerai seulement de quelques caractères qui appartiennent à toutes les races, à tous les services, et qui tous peuvent être facilement saisis par le cultivateur.

Ainsi, dans toutes les races, il faut s'attacher à une construction solide : cette construction est démontrée par l'aplomb des membres sur le sol, par la franchise et la liberté des allures, par la docilité, par la vigueur soutenue dans le travail, par le développement des muscles de l'avant-bras et de la jambe, par la largeur et l'apparence des tendons, par le peu d'épaisseur de la peau,

par la vivacité dans le regard, par la finesse des poils et
des crins, par la bonne conformation du sabot.

C'est à tort que beaucoup de cultivateurs préfèrent
les chevaux dont l'encolure est le plus chargée de crins
et les jambes plus fortement garnies de poils; ils disent
alors *que ces animaux sont forts et robustes*, tandis qu'ils
sont, au contraire, lâches, fainéans et prédisposés à la
morve, au farcin et aux maladies de la peau.

Mais encore, pour mieux convaincre ces cultivateurs
de leur erreur, je leur dirai de comparer ces chevaux,
gros mangeurs et sans ardeur, avec les mulets, dont on
connaît la force et l'énergie, et qui ont les jambes et
l'encolure presque dépourvues de poils et de crins.

Pour le choix de l'espèce bovine, il faut prendre pour
modèle la race pure d'Aubrac; elle possède tout à la
fois *les qualités de bœuf de travail, les caractères d'une
bonne laitière et assez de disposition à l'engraissement.*
Sous ce triple et précieux rapport, on peut considérer
cette race, avec le vénérable Rodat, comme une des
plus avantageuses qui existent en France; elle devrait
peupler toutes nos bouveries.

Cette superbe race d'Aubrac a la tête très bien con-
formée; le front est très large; les cornes fortes, courtes, bien contournées; le museau long et gros; l'œil
vif et saillant; le corps trapu et ramassé; le poitrail
large; le coffre ample, bien arrondi; le dos et la croupe
larges; les membres forts et très courts; les jarrets *trop
droits*, mais larges et bien évidés; le poil est variable
et nuancé; mais il faut toujours préférer le poil de *blai-
reau*, le poil *marron*, dit *tounat*, et le poil noir, accom-
pagné d'une auréole blanche autour des yeux et du musle.

En sus des principaux caractères indiqués, la vache d'Aubrac a les os de la croupe bien écartés ; les cornes sont fines et les membres assez déliés ; en général, elles sont douces, caressantes et non chatouilleuses ; dans le Camarès, on les préfère aujourd'hui à celles du Cantal ; le pis est bien développé ; enfin l'*écusson de Guénon* est mieux caractérisé que sur la race auvergnate ; dans plusieurs foires et marchés, j'en ai fait l'expérience comparative.

Cet écusson est visible entre le pis et la vulve (ou *nature*) ; il est formé par des lignes de contre-poil, tantôt verticales, tantôt transversales ; la dimension et l'étendue de cet écusson font très bien apprécier la quantité de lait d'une vache. (Voyez la *Planche*, à la fin du volume.)

Ainsi, en règle générale, sont excellentes laitières les vaches dont l'écusson est très étendu et formé du poil le plus fin, surtout si elles ont, depuis le dedans des cuisses jusqu'à la vulve, la *peau de couleur jaunâtre*, et si l'espèce de *son* ou *farine* qui se détache de cette même peau se trouve de la même couleur.

D'après des recherches très intéressantes, notre savant compatriote et mon honorable ami, M. Magne, professeur à l'école d'Alfort, considère comme le signe le plus certain d'une grande activité dans les mamelles : 1° *le gonflement de la veine*, qui commence à s'apercevoir un peu au-dessous de la vulve ; 2° *la grosseur des veines de lait*.

Dans les bêtes à laine, il faut surtout rechercher une démarche libre et cadencée, la vivacité de l'œil, un poitrail large, la jambe courte, le dos horizontal, la croupe large et arrondie, la finesse, le tassé et l'abondance de la laine.

Il faut encore s'assurer, une par une, de l'état de leur santé : elles sont bien portantes quand les veines de l'œil sont d'un rouge clair ; quand elles ne s'accroupissent pas, en appuyant fortement la main sur la croupe ; lorsqu'elles résistent vigoureusement au poignet qui la saisit par une jambe de derrière.

Dans le choix d'une chèvre, on doit préférer celle qui est blanche et sans cornes : elle est plus docile, fait moins de dégâts, et elle est aussi moins exposée aux avortemens. La tête sera petite, les cuisses seront bien garnies, la fourrure sera épaisse et le poil très doux ; sur les bonnes laitières, l'écusson est aussi bien dessiné que sur la bonne vache.

Dans l'achat des porcs, il faut choisir ceux qui ont la tête courte, les yeux clairs et vifs, les oreilles longues et larges, le cou épais, l'épaule, le dos et la croupe larges et droits, le corps allongé, les flancs larges, les jambes courtes et bien placées, la queue longue et frisée.

Les porcs ainsi conformés sont très robustes, et ils peuvent, sans se fatiguer, chercher au-dehors une grande partie de leur nourriture, pendant sept ou huit mois. A l'époque de la maturité du gland et de la châtaigne, ils commencent à s'engraisser.

La race anglo-chinoise réussit parfaitement dans les localités du département où elle a été importée. Les cultivateurs qui se livrent spécialement à l'engrais du porc doivent la préférer ; il est démontré qu'une livre de viande de porc anglo-chinois coûte moins cher à produire qu'une livre de viande de tout autre porc ; bien plus, le déchet est moindre.

Néanmoins, le croisement par le mâle anglo-chinois avec la truie du pays donne de meilleurs résultats que la race pure, qui ne donne peut-être pas assez de lard. Les métis, qui sont très vifs et bon marcheurs, se nourrissent facilement dehors pendant une grande partie de l'année.

En général, les femelles doivent avoir de dix à douze mamelons ; c'est un signe certain de grande fécondité ; le cultivateur doit le rechercher.

Les chiens propres au service d'une ferme sont le *chien mâtin* et le *chien de berger*, dit encore *chien de Brie*. Le premier est assez connu ; le second doit avoir les oreilles droites et courtes, les poils longs et noirâtres, la queue longue, horizontale ou relevée en haut.

C'est le chien le plus utile au cultivateur ; on devrait le posséder dans toutes les exploitations rurales ; il épargnerait un second berger dit *pillard* ou *ragas* ; on constaterait aussi moins de fractures, moins de blessures, moins de contusions résultant des fréquens coups de pierres lancées par les pâtres sur les bêtes à laine s'écartant du troupeau.

∾

CHAPITRE IV.

Des ruses des marchands.

Dans les ventes de l'espèce chevaline principalement, toutes les ressources trompeuses sont mises en jeu ; rien n'y est négligé.

Pour donner aux poulains un an de plus, c'est-à-dire pour faire d'un poulain de trois ans un cheval de quatre ans, on lui arrache les *mitoyennes* ou *secondes dents de lait ;* si d'un cheval de quatre ans on veut faire un cheval de cinq ans, on lui arrache les *coins de lait*.

On juge facilement de ces ruses en ce que les gencives sont gonflées et douloureuses, et qu'avec le bout du doigt, on trouve encore la queue de la racine de la dent, brisée en l'arrachant.

Il est encore très rare que les marchands arrachent les dents de lait en temps opportun, surtout celles de la mâchoire supérieure ; ainsi, alors la fraude est bien manifeste, puisque les secondes dents de lait de la mâchoire inférieure étant arrachées, on trouve intactes toutes les dents de lait de la mâchoire supérieure, ou qu'après avoir arraché les *coins de lait*, le crochet est peu apparent.

Bien plus encore, l'arrachement des dents de lait favorisant la sortie des remplaçantes, rend l'arcade des dents irrégulière et formée en étages, au lieu d'offrir un demi-cercle bien dessiné.

Pour rajeunir un vieux cheval qui a les dents très longues, on peut les raccourcir en les sciant. Cette opération est absurde et ne devrait jamais réussir ; car, en ouvrant la bouche de l'animal, on voit que les deux arcades des dents ne sont plus en rapport, qu'elles sont écaillées et que la salive se perd, etc.

Lorsqu'un cheval a été contremarqué avec un burin, afin de lui donner, ce qui arrive presque toujours, l'âge de six à sept ans, on constate cette fraude par la petite échancrure faite en dedans et sur le rebord des coins, dans le but de faire croire que ces dents viennent de raser.

Avant de conduire sur le champ de foire un animal méchant, on lui administre un breuvage fait avec du vin et de l'opium : la fixité du regard, la dilatation de la pupille, l'appui de la tête de l'animal sur la corde, sur la mangeoire ou sur le bras de l'homme qui le tient, indiquent assez *qu'on l'a endormi.*

Pour masquer le jetage d'un cheval morveux ou suspect de morve, on introduit une éponge dans la narine malade, après quelques injections avec l'eau de chaux. On s'assure de ce fait quand, après l'examen de l'âge du cheval que l'on veut acheter, on applique la main à l'ouverture des naseaux et que l'on sent qu'il n'existe *qu'une colonne d'air.*

Du reste, il est toujours prudent de comprimer fortement, avec les doigts, la gorge de l'animal : il tousse, il rappelle, l'éponge tombe et le jetage reparaît ; bien plus encore, en examinant la ganache, on y trouve de vieilles ou récentes cicatrices ; dans ce dernier cas, on aura extirpé les glandes.

Celui-ci, pour vendre un animal boiteux, le fera enclouer à dessein, ou produira une plaie sur le membre affecté. Il faut alors, malgré les dires du maréchal qui vous montre l'enclouure, renoncer à l'achat : tous les billets de garantie ne sont que la source de beaucoup de procès ou d'échanges très coûteux.

Celui-là, pour vendre un animal affecté *d'un fic, d'un crapaud,* ne le mettra en foire que dans l'hiver et choisira un jour de pluie et de boue ; tandis qu'un autre, pour redresser les oreilles tombantes d'un autre animal, se servira d'une forte tétière à la bride, ou d'un fil ciré passé sous la tétière : en quittant la bride, les oreilles retombent, et le crapaud se voit en faisant lever et nettoyer les pieds.

L'autre, pour donner de la vigueur à une rosse, met du gingembre ou du sel dans le fondement (anus), et introduit du verre pilé, au moyen d'une petite incision faite à la peau, à l'endroit où doivent porter les talons du cavalier.

Un autre, pour cacher la première période de la fluxion périodique (lunado), introduit sous la paupière un brin de paille qu'il retire devant l'acheteur.

J'ai encore vu des maquignons, pour masquer une seime (*fente au sabot*), la mastiquer avec de la graisse et du marbre gris pilé ; en passant la main sur le sabot, pour chercher la cause de la boiterie, on découvre la fraude.

Enfin, d'autres marchands gonflent les salières trop creuses en y soufflant fortement dessus, après y avoir fait un trou avec une épingle ; ils font aussi des queues et des crinières postiches ; ils fabriquent de fausses pelotes ou *marques blanches au front*.

La plus légère attention du connaisseur découvre toutes ces misérables manœuvres, mais elles échappent à la plupart des cultivateurs ; aussi me suis-je fait un devoir de leur expliquer les moyens de reconnaître les ruses le plus souvent employées.

A l'égard de l'espèce bovine, les dents de lait sont très rarement arrachées ; mais on efface souvent avec une lime un ou deux sillons de la base des cornes, et surtout ceux que le frottement du joug a déjà entamés. La corne limée a perdu son vernis naturel ; on ne peut s'y méprendre.

Il est essentiel de faire enlever le joug, les larges courroies des sonnettes et tous les divers ornemens qui parent la tête des bêtes à cornes; quelquefois ces divers objets cachent des *fistules*, des *fics*, des *dartres rongeantes*, des *suros aux mâchoires*, des *scrophules*, etc.

Pour bien s'assurer des boiteries, il faut les faire marcher l'une après l'autre, et faire attention au point où porte le coup d'aiguillon du vendeur; ordinairement il pique le membre boiteux.

Pour le compte des vaches laitières, on ne doit jamais oublier que les marchands ont l'habitude de les laisser long-temps sans les traire, afin que le pis soit bien développé au moment de la vente : il en est de même pour la chèvre, la brebis et la truie.

Il faut s'assurer de la santé des bêtes à laine par les moyens indiqués plus haut; on s'assurera en même temps si elles ne sont atteintes ni de la *gale*, ni de la *clavelée* (*picote*), ni du *piétin* (*pesogne*).

On examinera aussi s'il n'existe pas le long de la ganache une petite plaie qui annonce que l'on vient de percer la bouteille de celles qui sont cachectiques (*gomados*). Après cette opération, les marchands soufflent de la poussière dans les yeux, ou bien ils humectent les paupières avec de l'eau salée, afin d'irriter et *de colorer un peu les veines de l'œil;* toutes ces manœuvres ridicules sont mises à jour par la faiblesse de l'animal et par la chute de la laine.

Enfin, à l'égard du porc, il faut bien s'assurer si, à la langue, on n'a pas enlevé et brûlé une *graine de ladre :* c'est très facile à constater.

CHAPITRE V.

Des vices rédhibitoires. (Loi du 20 mai 1838.)

Pour compléter les observations générales *sur le choix du bétail et les ruses des marchands*, il est utile de porter à la connaissance du cultivateur *le texte de la loi sur les vices rédhibitoires dans les ventes et échanges d'animaux demestiques.*

En effet, beaucoup de cultivateurs sont dans la certitude que les anciens usages et coutumes régissent encore la vente et les échanges du bétail ; ainsi, comptant sur l'ancien délai de la garantie, ils laissent expirer le nouveau et gardent des animaux tarés.

Je ferai remarquer aussi que quand le marchand redit sans cesse : *Je vous le garantis de tout défaut*, il n'entend parler que *de tout défaut rédhibitoire ;* sa garantie n'est donc qu'une nouvelle ruse.

Article premier.

Sont réputés vices rédhibitoires et donneront seuls lieu à l'action résultant de l'article 1641 du Code civil, dans les ventes ou échanges des animaux domestiques ci-dessous dénommés, sans distinction de localités où les ventes et échanges auront eu lieu, les maladies ou défauts ci-après, savoir :

Pour le cheval, l'âne et le mulet :

La fluxion périodique des yeux ;
L'épilepsie, ou mal caduc ;

La morve ;

Le farcin ;

Les maladies anciennes de poitrine, ou vieilles courbatures ;

L'immobilité ;

La pousse ;

Le cornage chronique ;

Le tic sans usure des dents ;

Les hernies inguinales intermittentes ;

La boiterie intermittente pour cause de vieux mal.

Pour l'espèce bovine :

La phthisie pulmonaire, ou pommelière ;

L'épilepsie, ou mal caduc ;

Les suites de la non délivrance, après le part chez le vendeur ;

Le renversement du vagin ou de la matrice, après le part chez le vendeur.

Pour l'espèce ovine :

La clavelée. — Cette maladie, reconnue chez un seul animal, entraînera la rédhibition de tout le troupeau. La rédhibition n'aura lieu que si le troupeau porte la marque du vendeur.

Le sang de rate. — Cette maladie n'entraînera la rédhibition du troupeau qu'autant que, dans le délai de la garantie, la perte constatée s'élèvera au quinzième au moins des animaux achetés.

Dans ce dernier cas, la rédhibition n'aura également lieu que si le troupeau porte la marque du vendeur.

Article 2.

L'action en réduction du prix autorisée par l'article 1644 du Code civil ne pourra être exercée dans les ventes et échanges d'animaux énoncés dans l'article 1er ci-dessus.

Article 3.

Le délai pour intenter l'action rédhibitoire sera, non compris le jour fixé pour la livraison, de trente jours pour le cas de fluxion périodique des yeux, et d'épilepsie ou mal caduc ; de neuf jours, pour tous les autres cas.

Article 4.

Si la livraison de l'animal a été effectuée, ou s'il a été conduit, dans les délais ci-dessus, hors du domicile du vendeur, les délais seront augmentés d'un jour par cinq myriamètres de distance du domicile du vendeur, au lieu où l'animal se trouve.

Article 5.

Dans tous les cas, l'acheteur, à peine d'être non recevable, sera tenu de provoquer, dans le délai de l'art. 3, la nomination d'experts chargés de dresser le procès-verbal. La requête sera présentée au juge de paix là où se trouvera l'animal.

Ce juge nommera immédiatement, suivant l'exigence des cas, un ou trois experts qui devront opérer dans le plus bref délai.

Article 6.

La demande sera dispensée du préliminaire de la conciliation, et l'affaire instruite et jugée comme matière sommaire.

Article 7.

Si, pendant la durée des délais fixés par l'article 3, l'animal vient à périr, le vendeur ne sera tenu de la garantie, à moins que l'acheteur ne prouve que la perte provient de l'une des maladies spécifiées dans l'art. 1er.

Article 8.

Le vendeur sera dispensé de la garantie résultant *de la morve et du farcin* pour le cheval, l'âne et le mulet, *de la clavelée* pour l'espèce ovine, s'il prouve que l'animal, depuis la livraison, a été mis en contact avec des animaux atteints de ces maladies.

Notes importantes. — D'après un arrêt de la cour de cassation, le vendeur d'un animal atteint d'un vice rédhibitoire doit être assigné dans le délai de la garantie, c'est-à-dire que l'action introductive d'instance doit suivre la constatation du vice.

Pour la garantie dans le cas de vente d'animaux destinés à la consommation, il résulte clairement, d'après plusieurs arrêts, que la loi du 20 mai 1838 ne comprenant pas les animaux destinés à la boucherie, la garantie qui résulte de leur vente doit être régie, comme elle l'était anciennement, par les lois et règlemens sur la matière.

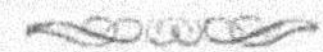

DEUXIÈME PARTIE.

Principes généraux sur l'hygiène du bétail.

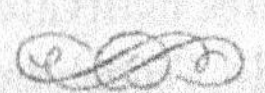

L'hygiène est *l'art de conserver la santé*. Le cultivateur y parvient : 1° en logeant le bétail dans des étables saines, et en le maintenant dans un air convenable ; 2° en lui donnant de bons alimens, en réglant leur administration suivant la force de leurs sucs nourriciers, suivant l'âge, le travail et le produit des animaux ; 3° en le soumettant à un bon pansage journalier, en évitant des opérations nuisibles, en appliquant sur son corps des harnais bien ajustés, en ne le forçant pas à un travail outré ni prématuré, et en ne le brutalisant pas. L'examen concis de ces conditions générales *d'une bonne hygiène* comportera trois sections.

Les soins hygiéniques qu'exigent *l'accouplement*, *la gestation*, *l'accouchement*, *l'allaitement*, *le sevrage*, sont bien du ressort de la seconde branche de *l'hygiène appliquée*, mais je me permettrai d'en dire aujourd'hui quelques mots importans, dans le cours de différens chapitres.

PREMIÈRE SECTION.

Des étables. — De l'air.

∞

CHAPITRE PREMIER.

Des étables : moyens de les assainir, de les désinfecter.

Par ce mot *étables*, on entend désigner *les écuries, les bouveries, les bergeries, les chèvreries* et *les porcheries;* car le plus souvent, dans les campagnes, les chevaux, les ânes, les mulets, les bœufs ou vaches, les bêtes à laine et quelquefois le porc, sont logés ensemble et ne sont séparés que par quelques planches mal ajustées et par des claires-voies mouvantes.

L'état de domesticité ayant enlevé au bétail sa liberté et cet instinct de pouvoir aller sur les montagnes ou descendre dans les plaines, selon qu'il voudrait éviter la chaleur ou le froid, il a bien fallu lui procurer un refuge, source féconde de maladies.

Dans l'Aveyron surtout, comme il a été déjà dit, les étables de la majorité des cultivateurs réunissent plus ou moins les conditions de l'insalubrité ou de l'infection; quelques-unes sont insalubres et infectes.

Ces étables sont donc souvent basses, étroites, toujours fermées et remplies de fumier; la porte d'entrée en est parfois la seule ouverture; les murs sont humides, fendus et tapissés de moisissures; les poutres sont à moitié pourries ; les planchers sont percés et tous les ferremens rouillés.

Aussi, quand on entre dans ces lieux obscurs, il se manifeste une odeur repoussante ; la lumière présente une clarté faible et pâle.

Qu'en résulte-t-il pour la santé du bétail réuni dans ces étables pendant des mois entiers ?

1° Les animaux, qui paraissent résister par la force de l'habitude et au moyen d'une bonne nourriture, ne vieillissent pas : ils sont sans vigueur, s'accouplent avec peine et dépérissent sitôt que les alimens sont avariés ou deviennent insuffisans ;

2° Que ceux qui y sont enfermés brusquement, après avoir respiré un air pur, y meurent, dans peu de temps, du charbon ou de toute autre fièvre putride, surtout les taureaux et les bœufs de travail ;

3° Que les vaches, les brebis et les chèvres, qui résistent plus que l'autre bétail à l'insalubrité des étables, tout en donnant beaucoup de lait, mais de qualité inférieure, *avortent* souvent et meurent bientôt de la *phthisie* (*toux pommelière*) ou de la *cachexie* (*pourriture*) ;

4° Qu'en croupissant dans le fumier, les animaux peuvent y contracter la gale, les dartres, le farcin, le piétin, des ulcères au pis, etc. ;

5° Que les porcs y gagnent des rhumatismes, la ladrerie, la fièvre charbonneuse, la soie, etc.

Maintenant, s'il n'est pas au pouvoir du cultivateur de changer l'emplacement vicieux de ses étables, il lui est possible de les assainir, de les désinfecter.

Moyens d'assainir les étables. — Le sol des étables doit toujours être au-dessus du sol du dehors ; pour éviter la fraîcheur et l'humidité des murs, il faut déblayer le terrain tout le long de la muraille extérieure, boucher les trous et bien crépir le dedans et le dehors, afin d'empêcher l'infiltration des eaux pluviales.

Après avoir curé l'intérieur de l'étable, jusqu'à ce que l'on ne trouve plus de terre humide, il faut faire un bon remblai et donner une légère pente pour faciliter l'écoulement des urines et des ordures qui sont alors mieux profitées.

Le pavage des étables, par de grosses pierres plates ou par de gros cailloux, offre de grands inconvéniens : sur les dalles, le gros bétail peut glisser et prendre des entorses ; sur les gros cailloux, il se fatigue beaucoup. Il faudrait adopter partout le pavage avec de petits cailloux : il offre de grandes chances de propreté et de santé pour les animaux.

Les toitures doivent être maintenues en bon état ; les planchers des étables non voûtées devraient être goudronnés ; les portes d'entrée doivent être spacieuses et à deux battans. Dans les vastes bergeries, il faut absolument deux grandes portes pour éviter des avortemens résultant de la pression des brebis portières les unes contre les autres, quand elles se précipitent à l'entrée ou à la sortie.

Dans toutes les étables, il faut pratiquer plusieurs ouvertures au niveau du sol, et placer des fenêtres au-dessus de la tête du bétail ; si leur construction est impossible, on établira des *cheminées d'appel*.

Ces cheminées se construisent facilement et à peu de frais : on perce dans le milieu du plancher ou de la voûte de l'étable, ordinairement entre deux poutres, car les voûtes sont rares, une ouverture de 50 centimètres de diamètre. Une semblable ouverture doit être également faite au toit, vis-à-vis de celle-ci : on prépare, avec plusieurs planches de sapin, un conduit analogue à l'ouverture déjà faite au plancher et assez long pour traverser le toit et s'élever de plusieurs centimètres au-dessus.

Ce simple appareil établit un courant d'air de bas en haut, qui entraîne au-dehors l'air chaud et les vapeurs irritantes, en entretenant dans l'étable un air tempéré. Pour un local de vingt bœufs ou vaches, il faut construire deux cheminées d'appel, et deux autres pour celui de cent vingt-cinq brebis ou moutons.

Si par cas on ne peut adopter ce système d'aération quand l'habitation du cultivateur recouvre l'étable, il faut alors en construire un autre ailleurs. En pareille circonstance, *le pauvre*, le riche, le fabricant de fromage, l'engraisseur ou le nourrisseur y trouveront de très grands avantages.

Il me serait facile d'en citer des exemples frappans : bien souvent, j'ai conseillé la destruction de certaines étables, surtout des bergeries et porcheries ; ce moyen, mis en pratique, a mis fin à d'effrayantes mortalités annuelles.

Les étables doivent, en outre, avoir les dimensions nécessaires, afin qu'on puisse circuler librement et que le bétail, en respirant la somme d'air voulue, puisse s'y reposer à son aise.

En moyenne, un cheval occupe un espace de 1 mètre 33 centimètres de largeur sur 2 mètres 66 centimètres de longueur ; un bœuf, 1 m. 33 c., une vache, 1 m. 17 c., un veau, 83 c., sur 2 m. de longueur ; pour une brebis et son agneau, 3 m. 33 c. carrés ; pour un mouton, pour une chèvre, 2 m. 66. c. carrés ; pour un doublon, 2 m. carrés. Il faut, de plus, un lit pour le berger et pour les domestiques qui soignent le gros bétail.

Les étables ne doivent pas être obscures : le bétail qui vit en plein jour et en pleine clarté est plus vigoureux et plus fort ; néanmoins, pour les animaux livrés à l'engraissement, pour les vaches desquelles on attend beaucoup de lait, il ne faut pas les exposer ni à une lumière trop vive, ni les enfermer dans une obscurité complète ; un demi-jour leur convient.

On ne doit jamais, à la sortie d'un lieu obscur, exposer tout-à-coup aux rayons du soleil les yeux du gros bétail : des chevaux, des mulets, des bêtes à cornes, peuvent devenir aveugles ou borgnes.

Dans les étables, les litières sont très avantageuses sous plusieurs rapports : elles pompent les urines et le suc des excrémens ; elles augmentent la quantité de fumier ; elles entretiennent la propreté et préservent les animaux du froid et de l'humidité, surtout les femelles qui approchent du terme de l'accouchement ou qui viennent de mettre bas.

On peut employer pour litières la paille, la fougère, la feuille des arbres, les cendres, la sciure de bois, le sable sec, la terre sèche, etc. Dans ce cas, toutes ces substances offrent, à peu de chose près, les mêmes avantages ; mais, pour les mères portières ou nourrices, la paille est préférable.

On ne saurait trop se servir de litière, en renouveler l'emploi et l'enlever souvent de l'intérieur des étables, afin d'éviter la malpropreté de la peau et de la laine, afin d'éviter encore les effets des émanations putrides qui se dégagent.

A cet effet, et à titre d'engrais et d'absorbant, il est très avantageux de saupoudrer avec du plâtre les litières demi-pourries ; ce plâtre y concentre, y conserve tous les gaz fertilisans qui s'en dégagent, et maintient dans l'étable la pureté de l'air. Ce moyen est, du reste, très économique, quoique le plâtre nécessite *quelques frais de transport ;* la bonté du fumier est tiercée.

Je me fais un devoir de recommander l'emploi du plâtre *d'une manière toute spéciale*, quand une maladie épizootique et contagieuse règne dans une étable. Dans les porcheries, on doit l'employer tous les jours à titre de préservatif ; elles demandent une propreté extrême : cette propreté est indispensable pour la santé de l'animal le plus sale.

Il est très utile *de construire des étables* dans les devois, dans les grandes dépaissances éloignées des fermes ; on y loge le bétail, à l'approche des orages et pendant les fortes chaleurs ; on y abrite les brebis qui viennent d'agneler. Plus tard, le transport des fumiers n'est pas si coûteux.

Enfin, quand un animal est mort dans une étable, il est toujours prudent d'y mettre en usage quelque moyen désinfectant.

Moyens de désinfecter les étables. — Dans les cas ordinaires, il faut ratisser, racler les crèches, les râteliers, les auges, les laver avec de l'eau de lessive, les blanchir avec la chaux, jeter du vinaigre sur des pelles chaudes et brûler des plantes aromatiques, le thym, le serpolet, la lavande, etc.

Mais quand on craint l'approche d'une maladie contagieuse, ou bien quand on a des doutes sur la nature d'une maladie qui vient de faire périr un animal, il faut recourir à la fumigation suivante; elle est plus efficace que la fumigation avec le chlore.

Avant d'en faire usage, il faudra ouvrir les portes et fenêtres de l'étable pour établir des courans d'air, et la ventiler ainsi pendant trois ou quatre jours.

Les portes et fenêtres seront ensuite fermées et calfeutrées pour procéder à la désinfection. Dans ce but, on mettra dans un pot de terre vernissé soixante grammes de sel de nitre, que l'on placera au milieu de l'étable sur un réchaud contenant des charbons allumés; on versera ensuite sur le nitre quarante grammes d'huile de vitriol.

Bientôt, à l'aide d'une douce chaleur, des vapeurs piquantes s'en dégageront dans l'air; on se retirera pour ne point les respirer, on fermera la porte et on laissera marcher la fumigation pendant cinq ou six heures. On réitèrera cette fumigation le jour suivant; on ouvrira ensuite les portes et fenêtres pour laisser circuler l'air pendant dix à douze heures, et l'opération sera terminée; les animaux pourront alors être rentrés dans l'étable: elle sera désinfectée.

CHAPITRE II.

De l'air.

Indispensable à l'existence des êtres vivans, l'air ou *atmosphère* agit sur le bétail par les diverses modifications que peut subir sa composition.

Sans doute, il n'est pas au pouvoir du cultivateur de soustraire toujours son bétail aux fâcheuses influences *d'un air chaud et sec, d'un air chaud et humide, d'un air froid et humide, d'un air glacial ;* mais, dans maintes circonstances, il peut rendre leur action moins dangereuse.

Ainsi, pendant les fortes chaleurs, on peut faire travailler les animaux à la fraîcheur; on peut les faire paître *avant la rosée* ou après le coucher du soleil ; on peut les rentrer au milieu du jour ou les conduire à l'ombre ; on peut, enfin, leur donner des boissons copieuses, légèrement salées ou vinaigrées.

Quand l'air sera *chaud et humide* ou bien *froid et humide,* on soumettra les animaux à un léger travail, à une bonne nourriture, à un bon pansage et à l'usage journalier du sel; pendant les rigueurs du froid, on les couvrira et on ne les sortira que par nécessité.

S'il n'est pas encore permis au cultivateur de prévenir *les brusques variations de l'air,* il peut ne pas exposer au froid les animaux en sueur ; il peut les couvrir, les faire marcher hardiment, les bouchonner et leur donner, à l'étable, un litre de vin chaud, s'ils tremblent.

Le cultivateur peut encore ménager le brusque passage du chaud au froid et du froid au chaud, en diminuant ou en augmentant, par l'ouverture ou la fermeture des portes et fenêtres, une heure après, ou avant l'entrée ou la sortie du bétail, la différence de l'air des étables avec celui du dehors.

Maintenant, si les brusques variations de l'air peuvent être funestes, il n'en est pas de même de ces variations graduées et passagères ; elles sont très utiles : l'homme et les animaux ne pourraient pas vivre sans danger dans la même température.

A cet effet, les vents, qui sont des déplacemens des couches d'air que nous respirons, produisent sur ce même air une action très favorable ; ils le purifient en le déplaçant et en divisant à l'infini *tout ce qu'il contient de corrompu*. Néanmoins, il est prudent d'abriter contre l'action des vents froids et humides les animaux en sueur ; le vent du nord est très nuisible aux femelles qui viennent de mettre bas ; il faut encore se garder de conduire le bétail, principalement quand il a la peau mouillée par le brouillard ou qu'il est à jeun, sous la direction du vent qui a traversé un village ou un domaine voisin infecté par une maladie contagieuse, ou qui a traversé les fosses des animaux morts du *charbon* et de la *clavelée*.

Les *brouillards*, la *rosée*, la *gelée blanche*, la *pluie*, la *grêle*, la *neige* et le *tonnerre*, qui sont sous la dépendance de certaines modifications qu'éprouvent la *vapeur d'eau* et le *fluide électrique* contenus dans l'air, produisent de mauvais effets sur le bétail.

On prévient ces mauvais effets : 1° en gardant les animaux à l'étable pendant le mauvais temps ; 2° en les y ramenant après le travail ; 3° en les bouchonnant fortement avec de la paille, pour faire sécher promptement la peau mouillée par la neige, la pluie et les giboulées ; 4° en ne faisant paître le bétail, pendant le brouillard et la pluie froide, que dans un cas de nécessité, et qu'après lui avoir donné au ratelier une ration de fourrages secs ; 5° en évitant de faire parquer les bêtes à laine pendant les jours froids et humides ; en les empêchant de boire de l'eau provenant de la fonte des neiges ; 6° en ayant soin de tenir tout le bétail près de la ferme quand on craint un orage ; la frayeur ou la secousse que le tonnerre occasionne fait avorter et tarir les bêtes laitières.

DEUXIÈME SECTION.

Des alimens.

Considérations générales. — Qualités du fourrage naturel et articiciel. — Fanage, mauvais état des granges. — Emmeulage. — Regain. — Mauvaises qualités et altération du fourrage, moyen d'y remédier. — Qualités des pailles, leurs altérations. — Des alimens fournis par les feuilles d'arbre, par des grains, farines, etc. — Valeur nutritive des alimens les plus usités pour l'entretien du bétail. — Règles générales sur l'administration des alimens, suivant l'âge, les services et les produits du bétail. — Des boissons, manière d'abreuver le bétail. — Des assaisonnemens, préparation des alimens.

CHAPITRE Iᵉʳ.

Considérations générales.

L'air pur, les étables saines, n'ont jamais sur le bétail une influence aussi marquée que celle d'une bonne nourriture, puisque cette nourriture est le seul moyen que la nature lui ait donné pour opérer son accroissement et réparer les pertes continuelles que son corps éprouve, soit en travaillant, soit en nous fournissant du laitage.

Les alimens ordinaires du bétail dans les pâturages ou herbages sont fournis par l'herbe des prairies naturelles et artificielles, avant ou après leur fauchaison ; ils sont encore fournis par l'herbe qui se trouve sur les chaumes, dans les champs encore verts de froment, d'avoine, d'orge ou de seigle, dans les communaux, dans les friches et sur ces grands pacages dits *montagnes*.

Toutefois, dans l'Aveyron, ces sortes de pâturages ne sont que *temporaires*, c'est-à-dire que le bétail, sous ce régime, y reste une partie de la journée et rentre le soir à l'étable, ou bien il y reste en plein air pendant toute la belle saison.

Quelques montagnes du département fournissent plusieurs exemples de ces sortes de pâturages ; les plus intéressans sont ceux que présentent les montagnes d'Aubrac, couvertes de nombreux troupeaux de vaches, depuis le 20 ou 25 mai jusqu'au mois de septembre et une partie d'octobre.

Sur ces belles montagnes, naissent d'abondantes herbes de la famille des *graminées ;* elles sont fines, savoureuses, très nourrissantes ; aussi sont-elles appelées, avec juste raison, *les herbes des montagnes de lait*.

Pour régulariser un peu l'hygiène de ces montagnes, les propriétaires devraient y établir des abris contre la pluie et les orages au moyen de quelques pieux enfoncés dans ces précieuses pelouses, et surmontés d'un toit fait avec des fagots de bois ou une toile goudronnée.

La dépense de ces abris, qui flatteraient l'œil du voyageur, serait bientôt effacée par un plus grand rendement en lait, tandis que l'on éviterait encore certaines fluxions catarrales.

L'expérience a démontré que le lendemain d'une pluie abondante, et même deux ou trois jours après, la quantité de lait a diminué d'une manière sensible.

Il y a plusieurs manières de faire pâturer le bétail :

Le pâturage en liberté est le plus favorable et le moins dangereux, quoique les herbes soient foulées et gaspillées.

Les pâturages au piquet, à la corde, avec des entraves, sont des pratiques qu'il faut abandonner ; le bétail est exposé alors à une foule d'accidens.

Dans les étables, les animaux sont généralement nourris avec l'herbe desséchée et récoltée sur la prairie naturelle ou artificielle, avec les pailles de froment, d'orge, d'avoine et de seigle, auxquelles on joint, dans quelques localités, une faible ration de pailles de millet, des vesces, des pois, des lentilles, des haricots, des gesses, du colza et du sarrazin *(blé noir)*.

Quelquefois encore on ajoute à cette première nourriture des feuilles de certains arbres, quelques poignées de grains, quelques pommes de terre, du gland, des châtaignes et *trop rarement* des racines fourragères et des soupes grasses.

Il importera donc de jeter un coup-d'œil rapide sur tous ces divers alimens, sous le rapport de leur consommation à l'étable ; car c'est là où la majorité des cultivateurs en retire les plus grands avantages.

CHAPITRE II.

Qualités du fourrage naturel et artificiel. — Fanage. — Mauvais état des granges. — Emmeulage. — Regain.

On désigne généralement par le mot *fourrage* l'herbe desséchée des prairies naturelles et artificielles.

Les qualités du bon fourrage sont les suivantes : couleur verte, tirant sur celle de feuille morte ; tiges fines, souples, garnies de feuilles et de fleurs, d'une odeur légèrement aromatique, d'un goût plus ou moins sucré, n'ayant rien d'âcre, rien de piquant.

Ces qualités dépendent sans doute beaucoup de la nature, de l'exposition des prairies et des soins qu'on leur donne ; mais dans l'Aveyron, à part quelques pâtures marécageuses et négligées, le cultivateur possède ou place sur de bons sols ses prés naturels ou artificiels.

Ainsi, bien souvent les bonnes qualités du fourrage dépendent de la manière dont il est préparé et conservé dans les granges ou greniers à foin.

Fanage. — Cette opération, essentielle à la bonne confection du fourrage, exige de la part du cultivateur une activité sans bornes et de la sagacité pour bien fixer l'époque de la fauchaison et savoir profiter d'un temps sec et chaud.

La faux a laissé sur la prairie l'herbe déposée en rangs, et son trop long séjour sur cette prairie nuit à la pousse des nouvelles plantes, retarde le fanage, fait blanchir le dessus de l'herbe et noircit le dessous.

Il faut donc hâter la dessiccation, en enlevant à l'herbe son humidité surabondante, sans trop l'exposer au soleil brûlant qui grille et fait tomber les feuilles en les décolorant et en les réduisant en poussière, tandis que les tiges conservent intérieurement beaucoup d'humidité qui se manifeste pendant quelque temps quand elles ont été mises en tas.

En principe général, plus le soleil est ardent et plus l'herbe que l'on veut faner est d'une nature tendre, moins il faut l'éparpiller sur la prairie ; moins, au contraire, l'air est brûlant, plus l'herbe reste savoureuse ; mais alors les rangs doivent être remués souvent et soulevés légèrement, de manière à éviter tout amoncellement.

Il convient aussi de transporter l'herbe des endroits bas et humides, couverts et peu aérés, sur les points les plus élevés de la prairie pour en accélérer la dessiccation.

Aussitôt que l'on s'aperçoit que la couche superficielle de l'herbe est assez sèche, il faut la retourner de manière à remplacer le dessus par le dessous, et lorsque le tout paraît sec, on en forme des chaînes plus ou moins épaisses.

Mauvais état des granges. — La plupart des granges ou greniers à fourrages ont de grands inconvéniens dans l'Aveyron ; leur entretien est toujours négligé ; elles sont petites et adossées contre un terrain humide ; l'air n'y pénètre jamais ou très rarement, pour pouvoir emporter les vapeurs du fourrage qui *jette son feu* : toutes ces conditions nuisent à la qualité des alimens.

Il en est de même dans ces greniers provisoires que

les cultivateurs, quand la grange est pleine, sont dans l'usage de pratiquer au-dessus des étables avec de grosses perches, car alors il se présente un double incon-vénient : premièrement, c'est la décomposition de l'air qui s'y trouve en plus petite quantité ; secondement, c'est l'altération du fourrage, au travers duquel passent les vapeurs de la transpiration du bétail et celle de leurs excrémens : ce fourrage devient aussi plus pesant.

Sans parler ici d'un autre grand avantage, celui d'évi-ter parfois l'incendie des bâtimens, le cultivateur aveyronnais, vu le mauvais état de ses granges, devrait imiter les cultivateurs hollandais et anglais, qui, plus avancés que nous en économie rurale, se servent, au lieu de greniers à fourrage, d'un *hangar* ou de *meules* : c'est moins coûteux et plus avantageux sous plusieurs rapports.

Dans ces hangars, comme dans tous les greniers et granges, il faut éviter l'humidité des murailles : pour cela, on les entoure d'une couche de paille ou de foin grossier, ou de toute autre matière de peu de valeur : à cette précaution il faut joindre celle d'asseoir le fourrage sur un lit très épais et formé de fagots, afin de le sous-traire à l'humidité du sol du hangar.

Emmeulage. — La forme parfaitement conique (comme celle d'un gerbier) est la plus convenable pour la con-struction des meules, parce qu'elle renvoie l'eau de la pluie, en la faissant couler sur une pente rapide.

Comme ces meules s'affaissent toujours, il est très important, pour leur conserver leur première forme, de recharger leur sommet avec les ratelures de la prai-rie le lendemain du jour où la meule a été faite ; aus-sitôt après, on recouvre le sommet au moyen d'un chapiteau fait en forme de parapluie que l'on fabrique avec de la paille longue et que l'on peut élever et abaisser à volonté.

Pour bien coufectionner une meule, il faut encore que le fourrage soit assis sur un tréteau assez élevé pour l'isoler de la terre, et afin que l'air puisse pénétrer par-dessous la masse.

Enfin, pour faciliter la sortie des vapeurs du fourrage, on doit établir dans le centre de la meule une petite cheminée au moyen d'un cylindre en baguette d'osier autour d'une perche, que l'on retire deux ou trois mois après, en plaçant alors à demeure le chapiteau ; à cette époque, il n'y a plus de fermentation.

Regain. — Le regain des prairies naturelles et celui des prairies artificielles (secondes, troisièmes et quatrièmes coupes) doivent être d'une odeur agréable ; ils doivent être aussi plus verts, plus tendres et pourvus d'un plus grand nombre de feuilles que les premières coupes.

Le plus souvent ils sont réservés, avec juste raison, pour les vaches et les brebis laitières, et si les tiges de la luzerne, du trèfle, du sainfoin, sont quelquefois dures, c'est qu'elles ont été fauchées dans un état de maturité trop avancé.

Quand le mauvais temps empêche ou retarde le fanage du regain, il convient, pour ne pas le laisser perdre, d'en faire des couches minces et alternatives avec de la paille ou du foin de peu de valeur. Ces substances s'améliorent réciproquement : la paille, en soutirant l'humidité superflue du regain, s'en trouve plus appétissante, et ce dernier ainsi desséché n'est plus exposé à moisir et se conserve très bien.

CHAPITRE III.

Mauvaises qualités et altérations du fourrage. — Moyens d'y remédier.

Les mauvaises qualités du fourrage se reconnaissent à ses tiges et à ses feuilles grossières, dures, coriaces, semblables à de petites tiges de bois; il a une couleur d'un vert très foncé, il n'a point d'odeur ou il a une odeur repoussante; conservé quelque temps sur la langue et mâché, il est fade ou âcre; on y trouve encore de mauvaises plantes qui, par leur dessiccation, ont perdu beaucoup de leur aigreur et de leur force.

Le cultivateur doit s'attacher à détruire dans les herbages ces mauvaises herbes, surtout les joncs, les ciguës et les renoncules. Il est bien vrai que les bestiaux les dédaignent, mais les plus affamés les mangent : il en résulte alors de violentes coliques, quelquefois mortelles.

Dans les prairies (les joncs sont assez connus), les renoncules se reconnaissent par leurs fleurs disposées comme dans les roses, par leur suc âcre, par plusieurs de leurs fruits réunis dans la même enveloppe; quant aux ciguës, elles se distinguent par leurs tiges cannelées, par leurs feuilles finement découpées en deux, par leurs fleurs en parasol, par leur suc âcre et vénéneux.

Altérations du fourrage. — Les altérations du fourrage ont été et sont encore la cause d'un très grand nombre de maladies contagieuses ou non contagieuses.

Il serait hors de propos de rapporter ici la date et la marche de ces véritables fléaux, dus à l'usage des alimens *vasés, rouillés, poudreux et moisis*, mangés en herbe ou en fourrages secs.

Le fourrage vasé est celui dont l'herbe a été exposée au débordement d'un ruisseau, d'une rivière, d'un torrent ; chaque tige est enveloppée d'une couche terreuse de la couleur de la vase déposée sur la prairie ; il est alors sec, cassant et poudreux ; il répand une mauvaise odeur.

Les grandes pluies, l'humidité continuelle du terrain, l'air humide et surtout les brouillards, suffisent souvent pour faire naître *la rouille du fourrage et de l'herbe*. Cette rouille, semblable à de la rouille de fer et due *à un champignon*, altère la tige des plantes, détruit les graines et les réduit en une poussière jaunâtre très irritante.

Une dessiccation trop incomplète à l'époque du fanage, l'emmagasinement dans un lieu bas et humide, le voisinage d'une toiture et d'une muraille humides, sont encore autant de causes qui, communiquant ou laissant au fourrage une surabondance d'humidité, facilitent sa décomposition et le réduisent en poussière ; on reconnaît encore ce fourrage à sa couleur noire, à son odeur forte, piquante et de moisi.

L'aliment poudreux et moisi agit avec malignité et d'une manière directe sur les poumons, l'estomac et les intestins.

Moyens d'y remédier. — Si une disette impose l'emploi d'un fourrage ainsi altéré, il faut bien le secouer, le battre avec un fléau ; on le lave et on le fait sécher pour le battre de nouveau en plein air ; on le mêle avec une partie de bons fourrages et on le sale.

Pour un quintal de fourrage peu altéré, il faut une livre de sel dans cinq seaux d'eau ; si l'altération est trop forte, il faut en faire du fumier ou s'en servir pour litière avec beaucoup de précaution, afin d'empêcher les bestiaux de le manger.

La plupart des meules anglaises sont salées ; le meilleur fourrage devrait l'être. On préviendrait, par ce moyen facile et peu dispendieux, ses altérations, et on augmenterait sa force nutritive.

CHAPITRE IV.

Qualités des pailles. — Leurs altérations.

On donne le nom *de paille* au chaume des céréales, lorsque ce chaume et ses tiges ont été desséchés et battus pour en extraire le grain.

Les pailles sont d'autant moins nourrissantes que les plantes ont fourni plus de matériaux à la graine ; elles contiennent peu d'eau de végétation et jouissent du double avantage de pouvoir être mangées immédiatement après la récolte et de se conserver plus long-temps que les fourrages.

Toutes les parties de la paille ne sont pas également bonnes ; il est à remarquer que les nœuds et les environs des nœuds sont les parties les plus nourrissantes, surtout quand elles sont foulées par les pieds des chevaux.

Leurs qualités varient, d'ailleurs, suivant la nature du

sol, l'espèce de céréale qui les a fournies et la qualité des herbes étrangères qui s'y trouvent associées; les pailles des Causses sont les meilleures.

Les pailles de froment, d'orge, d'avoine et de seigle sont le plus employées pour la nourriture du bétail. Pour qu'elles soient bonnes, il faut qu'elles aient conservé une grande partie de leurs épis; il faut aussi qu'elles soient un peu fourragères, jaunes, sucrées, fraîchement battues, sans odeur ni rouille.

La paille de froment est la plus nourrissante, et on en fait un grand usage dans beaucoup d'exploitations rurales pour la nourriture hivernale du bétail; on devrait augmenter encore la force de son suc nourricier en l'aspergeant d'eau salée qui agirait aussi à titre d'apéritif.

La paille d'avoine, coupée un peu avant sa maturité, fournit une bonne nourriture pour les bêtes à cornes; mais il faut aussi l'asperger d'eau salée, afin de prévenir certaines éruptions à la peau.

En général, la paille d'orge est moins nourrissante que les deux premières; elle est aussi moins recherchée par les animaux, à cause de sa dureté, si ce n'est celle de l'orge céleste dite encore *nue*, et celle de l'orge *à deux rangs* dite *paumoule*, *pamelle*, etc. Il est très avantageux de la faire ramollir, en l'aspergeant aussi avec de l'eau légèrement salée.

La paille de seigle est la moins estimée; elle donne un goût amer au lait des vaches qui s'en nourrissent exclusivement pendant long-temps; les pailles d'orge et d'avoine ont bien aussi cet inconvénient, mais à un moindre degré.

Enfin, les pailles de millet, des fèves, des vesces, des lentilles, des pois, du colza, du sarrazin, qui entrent pour une faible proportion dans la nourriture du bétail de l'Aveyron, fournissent une excellente alimentation, plus ou moins substantielle ; les pailles des vesces, des lentilles, des poids, sont les plus nourrissantes.

Altérations. — La paille peut être *rouillée*, *cariée*, *charbonnée* ou *moisie* ; elle est très rarement *vasée*.

Quoique la rouille, la carie et le charbon soient des maladies spéciales qui attaquent d'abord les feuilles et les grains, elles portent toujours une grande perte au suc nourricier de la paille et la rendent très dangereuse pour le bétail.

Il est même prudent de ne pas chercher à remédier à ces diverses altérations dues *à des champignons* ; il faut en faire de la litière. Si la paille est surtout *rouillée* ou *vasée*, mieux vaut la mélanger au fumier, de crainte que les animaux ne la mangent.

Néanmoins, si on était forcé de s'en servir, il faudrait lui faire subir l'opération indiquée pour le fourrage.

∞

CHAPITRE V.

Des alimens fournis par les feuilles d'arbres, par des grains, des farines, du son, des fruits secs et charnus, etc.; des racines et tubercules et des soupes grasses.

Feuilles. — Les feuilles du noisetier, de l'orme, du frêne, du peuplier, de l'érable, du hêtre, du chêne, du mûrier, de la vigne et autres, entrent avec juste raison, pendant l'hivernage, dans la nourriture des veaux, des bêtes à laine et des chèvres; elles procurent d'excellens alimens, tout en variant le régime; car cette variété est toujours très favorable au bon entretien du bétail; elle est même indispensable, quelles que soient les conditions hygiéniques.

On peut sans doute donner ces feuilles pendant la belle saison et quand elles sont fraîches; mais il est plus avantageux de les garder pour provision d'hiver. A cet effet, on les cueille avec les rameaux et les branches, on choisit pour cela de beaux jours; et sitôt que les feuilles sont légèrement fanées, on en fait des fagots qu'il faut tenir dans un lieu sec et élevé.

On doit se garder de donner exclusivement des feuilles au bétail; elles le dessèchent et l'affaiblissent, surtout les brebis portières.

Le genêt fournit encore un aliment très nourrissant et fortifiant; il convient beaucoup aux troupeaux menacés de la pourriture; cependant son usage ne doit pas être exclusif : il occasionnerait alors une maladie grave, désignée par le nom vulgaire de *génestade* (inflammation des reins et de la vessie.)

Grains, farines, son. — Dans l'Aveyron, les grains de froment, d'orge, de seigle, de millet et autres sont très peu employés dans la nourriture ordinaire du bétail; ils sont réservés, principalement leurs farines, pour finir l'engraissement des bœufs, des moutons et des porcs.

Le grain d'avoine est le plus utile à l'égard des animaux de travail; mais le plus souvent il est donné en trop petite quantité. Il conviendrait aussi aux troupeaux, même aux agneaux, au moment du sevrage.

L'avoine convient surtout aux poulains sevrés ; il faut la leur concasser et la mélanger avec un peu de farine d'orge ; de cette manière, elle ne fatigue pas la pousse des dents, et on n'en trouve pas des grains intacts dans les crottins. Cet usage devrait se propager chez tous nos éleveurs : *le secret d'avoir de bons chevaux se trouve au fond du sac de l'avoine.*

Les grains destinés aux animaux doivent être exempts du *charbon*, de la *carie*, de la *moisissure* et de l'*ergot* ; cette dernière maladie, due aussi à un *champignon*, attaque particulièrement le seigle et le maïs ; elle produit la gangrène, la chute des pieds et de la queue des animaux qui les mangent ; heureusement elle est rare dans l'Aveyron.

Les grains *ergotés* sont violets, longs, gros, courbés, se réduisant facilement en poussière et d'une odeur très-désagréable.

Dans certaines localités du département, des cultivateurs font un emploi abusif de la graine du chanvre (*chènevis*), pour pousser rapidement en graisse les veaux et les moutons : c'est une double faute ; car ils éprouvent des mortalités, et leur bétail est bientôt refusé sur les marchés, ou bien il est vendu au-dessous du cours, sitôt qu'on a constaté que la chair des animaux abondamment nourris par cette graine est *gonflée*, peu ferme et de mauvais goût. Il faut donc abandonner cette pratique et donner cette graine avec modération, soit aux mâles, soit aux femelles, à l'époque de la saillie.

Quant à la graine du *fenu-grec*, elle engraisse facilement, elle est moins échauffante que celle du chènevis ; par sa vertu astringente, elle est très salutaire pour les chevaux *vidards*.

Les farines, comme il a été déjà dit, sont employées pour finir l'engraissement ; cependant, on en retirerait plus d'avantages, si on les délayait dans l'eau salée. Dans le traitement des maladies inflammatoires, la farine d'orge fournit des tisanes rafraîchissantes très utiles : celle du seigle est laxative.

Depuis le perfectionnement de la mouture, le son ne possède pas les qualités qu'on lui accorde généralement ; du reste, on porte trop peu d'attention à ses fréquentes altérations ; au bout de quatre ou cinq mois, il est avarié, quoique placé dans un lieu sec.

On doit donner le son en petite quantité, car il occasionne très souvent des indigestions et des diarrhées. Il faut s'en abstenir à l'égard des animaux malades ou convalescens ; on doit le remplacer alors par la farine d'orge ou d'avoine.

Dans tous les cas, et quand on est obligé de l'employer, il faut que le son soit frais, sans odeur ni saveur ; il doit blanchir la main et rendre l'eau laiteuse : on voit par-là qu'il contient de la farine.

Fruits secs et charnus, tourteaux, marcs. — Le gland et la châtaigne sont spécialement consacrés, dans notre pays, au porc. Cependant, on pourrait aussi les utiliser pour la nourriture de l'autre bétail, quand la récolte de ces fruits est abondante, avec cette précaution de les donner *coupés et écrasés*.

Dans diverses contrées de la France, ces fruits secs remplacent l'avoine pour les animaux travailleurs ; on les emploie aussi avec succès pour l'engrais du bœuf et du mouton. Mangés par le porc, ils produisent une viande ferme et excellente.

4

La faîne (*fajo*, *feïno*), les marrons d'Inde, offrent les mêmes avantages. Ces fruits produisent encore un lait riche en matière fromagère ; ils préservent les porcs de la ladrerie et les bêtes à laine de la pourriture.

Les pommes sont peu nourrissantes ; c'est leur acidité qui les fait rechercher par le bétail, une fois qu'il les a goûtées. Il est convenable de ne pas les donner sans être coupées. Avalées tout entières, elles occasionnent parfois la *strangulation* ; aussi doit-on éloigner les animaux des alentours des pommiers, autant que faire se peut.

Les tourteaux de noix (*oïllos* ou *nougat*), ceux du lin aussi, moulus, délayés dans de l'eau chaude et mélangés avec un peu de farine, procurent au bétail des boissons très salutaires, surtout aux brebis, à l'époque de l'agnelage ; elles facilitent le part et maintiennent la liberté du ventre.

Les marcs de raisin et de la bierre, souvent abandonnés ou jetés au fumier, sont encore une précieuse ressource pour la nourriture du bétail. Plusieurs cultivateurs aveyronnais en font aujourd'hui, à peu de frais, de grandes provisions. Il est à désirer qu'ils trouvent de nombreux imitateurs.

Le marc du raisin est le plus abondant et le meilleur ; chacun de ses kil. vaut trois kil. de bon fourrage ; on peut le conserver facilement ; pour cela, il faut le mettre dans des cuves, l'y presser fortement et le tenir à l'abri du contact de l'air.

M. Vernhet, de La Borie-Blanque, cultivateur distingué, fait prendre à son troupeau laitier, tous les matins à jeun et pendant plusieurs mois, des buvées faites avec du marc de raisin et du tourteau de lin. J'ai constaté avec lui un avantage marqué pour la quantité et la qualité du lait.

Ces buvées sont données à l'état tiède. Les brebis en sont très friandes; aussi, pour éviter la pression des unes sur les autres et pour obtenir une égale répartition, il faut les diviser par sections de cinquante têtes, devant des auges en bois bien disposées pour ce nombre.

La ration de ces buvées, pour cent brebis, est ainsi composée : marc de raisin privé de ses grappes, 26 kil. ; tourteau de lin ou de noix, 5 kil. ; sel, 1/2 kil. ; eau, quantité suffisante pour l'ébullition.

Racines et tubercules. — Si l'on recommande le marc de raisin, à titre d'auxiliaire dans l'alimentation des animaux domestiques, on doit insister, d'une manière toute spéciale et sous le même titre, sur la culture et l'emploi de la carotte, de la rave, du panais, du topinambour, de la pomme de terre et de la betterave : ces racines et ces tubercules sont d'une grande utilité pour conserver la santé du bétail, pour augmenter ses produits, pour hâter son engraissement et pour varier la nourriture hivernale.

Soupes grasses. — On peut dire que le goût de la viande est assez bien caractérisé dans tous les animaux, puisqu'on voit fort souvent les chevaux, les veaux, les chèvres, les agneaux, ne pas refuser la chair hachée et salée qu'on leur présente.

Ne voit-on pas, observe très judicieusement le professeur Grognier, des bêtes à laine attaquées de la pourriture, maladie compliquée d'une grande faiblesse, rechercher les chairs corrompues et indiquer probablement par-là le moyen de les soulager ?

Quel est, enfin, le paysan qui ignore l'efficacité des œufs frais donnés aux jeunes animaux faibles ?

Je suis entré dans toutes ces considérations pour détruire certaines erreurs et pour faire ressortir combien il importe, à l'exemple des cultivateurs de plusieurs provinces, de tirer parti, pour la nourriture du bétail, de tous les animaux qui meurent des suites d'un accident ou d'une maladie non contagieuse, et qui sont jetés dans des précipices ou abandonnés aux oiseaux de proie, aux chiens et aux loups.

Dans plusieurs circonstances, je me suis servi de cette viande, avec de grands avantages, pour restaurer des animaux faibles et malades, pour prévenir des fièvres charbonneuses, ayant pour cause une nourriture insuffisante et avariée ; je m'en suis servi encore avec succès pour guérir le *pissement de sang*.

Dans des cas graves, j'ai fait égorger des bêtes à laine pour faire la soupe au gros bétail ; si les bêtes à laine manquent et s'il y a peu d'animaux à soigner, on peut se servir de la graisse de porc.

Lorsque la viande a assez bouilli, on verse le tout dans un baquet ; on y ajoute du pain et du sel ; on divise la viande autant que possible et on retire les os ; quand le bouillon est tiède, on administre à pleines poignées le pain et les morceaux de chair ; après que l'animal a avalé, matin et soir, deux ou trois poignées de ces substances, on lui fait prendre un ou deux litres de bouillon gras ; on termine en donnant une jointée de bon fourrage.

A l'égard du menu bétail, on se sert, pour administrer la soupe, d'une cuillère en bois et d'une fiole pour le liquide ; on peut remplacer cette bouillie par les eaux de vaisselle ; les chevaux , les vaches et les porcs en sont très friands et les prennent avec avidité.

CHAPITRE VI.

Valeur nutritive des alimens les plus usités pour l'entretien du bétail.

On considère le bon foin naturel comme le modèle auquel il faut comparer tous les autres alimens destinés à la nourriture du bétail , et il est aussi le plus souvent employé.

MM. Matthieu de Dombasle , Sprengel , Crud , Boussingault , etc. , ont établi la proportion approximative des divers alimens , relativement au bon foin. Ces données peuvent être très utiles pour fixer les rations prises au ratelier , en tenant compte de la force , de l'âge , de l'embonpoint, du travail et du tempérament des animaux.

Ainsi on admet généralement que 100 kilog. de bon foin naturel sont remplacés par

90 kilog. de luzerne ;
 90   de trèfle ;
 90   sainfoin ou esparcette ;
 90   vesces fauchées en fleur ;
100   millet en fleur ;
200   pommes de terre ;
250   betteraves ;
260   carottes ;
 40   grains froment ;
 40   id. fèves ;

40	kil. grains	vesces ;
40	id.	maïs ;
45	id.	seigle ;
45	id.	orge ;
50	id.	sarrazin ;
50	id.	avoine ;
150	son ;	
60	châtaignes ;	
75	glands ;	
100 à 120	feuilles d'arbre ;	
260	paille	froment ;
280	id.	avoine ;
300	id.	orge ;
350	id.	seigle ;
600	id.	sarrazin ;
150	id.	millet ;
150	id.	vesces ;
125	id.	haricots ;
150	id.	pois ;
50	tourteaux de noix et de lin ;	
500	feuilles de betteraves ;	
600	id.	choux ;
700	id.	pommes de terre.

Le cultivateur ne doit pas s'en rapporter définitivement à ces calculs ; il doit se rendre un compte fidèle de l'état de ses récoltes et des besoins de son bétail ; il doit encore faire attention à l'âge des plantes, à la nature du sol qui les a nourries, aux engrais qu'elles ont reçus, à la manière dont se fait la récolte et au degré de dessèchement qu'elles ont éprouvé. Toutes ces conditions sont faciles à établir dans toute exploitation rurale.

CHAPITRE VII.

Règles générales sur l'administration des alimens, suivant l'âge, les services et les produits du bétail.

Le lait est la nourriture du premier âge : c'est une grande erreur de croire que le premier lait, qui est un liquide presque clair, jaunâtre, filant, d'un goût fade et appelé *colostrum*, soit nuisible aux jeunes animaux.

Loin d'être pour eux une cause de maladie, ce premier lait est, au contraire, d'une grande utilité pour chasser une matière noirâtre appelée *méconium*, qui se ramasse dans les intestins avant la naissance : il faut donc se garder de traire la mère aussitôt que le petit est né ; c'est à celui-ci à le faire.

Un allaitement artificiel, c'est-à-dire avec une fiole remplie de lait ou par tout autre moyen que les mamelles, ne convient pas aux animaux que l'on veut garder ; il est néanmoins très utile pour le jeune bétail destiné à la boucherie, en y ajoutant, avec modération, une autre nourriture substantielle.

Ce n'est pas dans les gras pâturages bien fumés et arrosés qu'il faut mettre les poulains, les veaux et encore moins les agneaux ; ils ne doivent pas y être allaités, parce que le lait de leurs mères est encore trop nourrissant pour la faiblesse de leur jeune constitution ; il peut en résulter alors des maladies graves.

Les veaux sevrés et destinés au travail *doivent pâtu-*

rer sur les montagnes; les poulains devraient les y suivre et avoir, matin et soir, une ration d'avoine.

Dans l'âge adulte, le bétail doit recevoir une égale nourriture journalière. A l'égard des vieux animaux qui sont encore propres à rendre quelques services, il faut les nourrir, vu le mauvais état de leurs dents, avec des alimens farineux.

La plus triste économie, a dit avec justesse Matthieu de Dombasle, sera toujours celle qui portera sur les animaux de travail et de lait. En répétant *qu'il est plus avantageux, plus économique, d'entretenir le bétail en bon état que de le réparer,* on comprend déjà que l'excès de nourriture lui est aussi nuisible que celle qu'on lui donne avec avarice.

Il faut donc, en principe incontestable, procurer aux animaux une alimentation bonne, suffisante et réglée. Pour cela, il faut améliorer, multiplier les prairies naturelles, artificielles et les fourrages-racines, avant de vouloir élever, perfectionner, conserver et engraisser un plus grand nombre de bestiaux; c'est là que le cultivateur trouvera le perfectionnement de l'agriculture et son bien-être.

Car aujourd'hui, pour répondre aux besoins pressans qui nous environnent, il ne faut plus dire, en parlant d'économie, *du pain d'abord, de la viande ensuite;* il faut, au contraire, répéter sans cesse : *des fourrages le plus possible d'abord, pour avoir plus de viande, plus d'engrais, plus de grain et, par conséquent, plus de pain.* C'est facile à comprendre; je reviens à mon sujet.

Le cheval de travail doit avoir, chaque vingt-quatre

heures, 10 kilog. de fourrage, 5 kilog. de paille et 4 kilog. d'avoine. Cette distribution doit se faire en trois repas ; de cette manière, les chevaux digèrent mieux et ont le temps de se reposer.

Le bœuf de travail doit avoir, chaque vingt-quatre heures, 10 kil. de fourrage, 15 kil. de paille et 30 grammes de sel. Cette distribution doit se faire par petites rations ; de cette manière, tout se mange, il n'y a pas de gaspillage. On ne conduira les bœufs au travail qu'après que la rumination aura commencé.

Quand les travaux sont finis, on peut diminuer un peu la ration de l'une des substances précitées, suivant la durée et la bonté des pacages où l'on conduit le bétail à certaines heures du jour. C'est au cultivateur à dresser approximativement cet inventaire.

La vache laitière doit recevoir la quantité de fourrage qu'elle désire, mais il est utile de varier les alimens ; ainsi, si elle fait ordinairement cinq repas, le premier doit se composer de luzerne, les autres, de trèfle, de sainfoin et de quelques heures de dépaissance, pendant la belle saison, dans les vaines pâtures, *derois, gazon, jachères.*

Pendant l'hivernage, une vache, de corpulence moyenne, est bien nourrie en recevant par jour 15 kilog. de bon fourrage et quelques boissons farineuses : *si le cultivateur a récolté des betteraves, il donnera à chaque vache 2 kilog. de fourrage et 15 kilog. environ de betteraves, y compris quelques kilog. de paille.*

Maintenant, si l'on veut fixer la ration des plantes vertes fourragères, on peut compter pour chaque vache 50 kilogrammes d'herbes.

La brebis laitière doit manger aussi, au retour de la belle saison, la quantité de fourrage qu'elle désire, avec cette grande précaution de varier ses pacages.

Pour l'hivernage, en admettant qu'une bête à laine mange par jour de 4 à 5 kil. d'herbe, 1 kil. et demi de fourrage doit lui suffire, en y ajoutant 3 litres environ d'avoine pour toute la saison; la ration du sel sera fixée plus bas.

Ainsi, d'après cette évaluation, les provisions d'hivernage pour un troupeau seraient de 120 kil. de fourrage par tête, et 13 litres d'avoine que l'on peut remplacer, en moindre quantité, par des pois, des vesces, etc.

On doit augmenter la ration des brebis pleines: l'agneau sevré doit recevoir, pendant l'hiver, la moitié de la nourriture de la mère. A l'égard des chèvres, il faut doubler la ration des brebis, elles fournissent le double de lait.

Il serait très avantageux de faire botteler et peser même les rations du bétail : de cette manière, ces rations seraient bien établies et on éviterait les fraudes des domestiques qui, par un soin mal entendu, sont en général portés à gorger de nourriture les animaux confiés à leurs soins.

Le cultivateur doit surveiller l'administration des plantes vertes; il faut qu'elles ne soient coupées que peu de temps avant de les donner; il faut aussi les étendre et les laisser se faner, afin qu'elles perdent une partie de leur eau de végétation.

Par cette simple opération, elles deviennent plus saines et plus nourrissantes; il faut les donner avant qu'elles aient commencé à fermenter, ne pas en former de gros tas et les distribuer par petites rations et souvent ; c'est en agissant ainsi que l'on évite *le gonflement de la panse* ou *météorisation*.

On admet depuis peu que la luzerne et le trèfle mouillés par la rosée *occasionnent moins la météorisation* que quand ils sont secs ; la solution de cette question exige encore des études pratiques.

Cependant, d'après les expériences de M. Villeroy et de nos savans compatriotes, Rolat et Magne, il est prouvé que le trèfle mouillé par la pluie *ne météorise pas le bétail*.

De concert avec quelques cultivateurs, j'ai constaté la justesse de ces expériences, et j'ai reconnu aussi l'utilité d'asperger la luzerne, le trèfle, la minette et la pimprenelle que l'on vient de couper et que l'on va donner aux animaux.

D'un autre côté, il est bien vrai que ces fourrages, sauf la pimprenelle, chauffés par un soleil brûlant ou par le vent du midi, produisent souvent la météorisation, surtout quand ils sont mangés à jeun et avec voracité ; mais il est très exact de dire qu'il faut s'abstenir, autant que possible, des fourrages mouillés par la rosée et les brouillards.

Le cultivateur aura encore le soin de ne laisser conduire ses troupeaux, sur ces mêmes pâturages, qu'après le lever du soleil et que lorsqu'ils auront pris à l'étable une ration de fourrage ou de paille : *certaines répétitions sont utiles*.

Dans ces circonstances surtout, il faut surveiller les bergers, les suivre et surtout les bien nourrir. L'ancien prieur de Pradinas a touché ce point sensible en homme pratique :

Cal gorda susquè tout lous quolibots pel pastré;
Ot troupel aoutromen orriborio désastré.

Si à la nourriture hivernale du bétail on ajoute une ration de pommes de terre ou de betteraves, il faut donner ces fruits coupés par tranches, quand les animaux doivent les manger *crus*; ils sont alors très favorables à la production du lait, tandis qu'administrés *cuits*, ils déterminent un effet opposé et poussent rapidement à l'engraissement.

On ne saurait trop insister sur la culture des fourrages-racines, pour alimenter en partie notre bétail, et surtout les troupeaux laitiers des contrées qui concourent à la fabrication du fromage de Roquefort.

Pendant l'hivernage et par jour, chaque brebis devrait recevoir un kilogramme de betteraves ou un demi-kilogramme de pommes de terre crues.

CHAPITRE VIII.

Des boissons. — Manière d'abreuver le bétail.

L'eau forme la base de la boisson des animaux; elle est aussi indispensable à la vie que l'air que nous respirons; elle facilite la digestion, en ramollissant, en délayant les alimens, en faisant saliver et en réparant la perte de la partie liquide du sang.

La soif est plus ardente après un exercice rapide et

sous l'influence d'un air chaud et sec ; elle a pour caractères particuliers la chaleur, la sécheresse de la bouche, le refus des alimens : c'est alors qu'il faut abreuver le bétail avec précaution.

L'eau trop froide, eu égard à la chaleur du corps, fait naître des indigestions, des tranchées, des maladies catarrales et des avortemens ; elle entraîne même des matières alimentaires qui n'ont subi aucun changement dans les organes de la digestion : tels sont les grains d'avoine, d'orge, de froment, etc., que les animaux rejettent intacts.

L'eau des mares est souvent environnée d'une plantation de frênes. Les feuilles de cet arbre forment la nourriture ordinaire des cantharides, que l'on y trouve depuis le mois de juin jusqu'au mois de septembre.

A la suite des nuits froides, humides et accompagnées de vents, ces cantharides tombent en grande partie dans l'eau, y surnagent, et le bétail conduit à l'abreuvoir les avale avec l'eau.

Il survient alors de violentes coliques, précédées par les mouvemens désordonnés des mâchoires, comme si l'animal voulait ruminer ; si la cause persiste, la mort s'ensuit, et elle est imputée à d'autres causes.

L'eau stagnante des mares et celle qui s'écoule du fumier sont regardées comme très convenables pour la boisson du gros bétail ; souvent il n'en trouve pas d'autre ; souvent même il la recherche et la préfère aux eaux limpides :

L'aigo del taoutas
Tein lou buau gras.

Certes, cette préférence est assez difficile à expliquer ;

mais il est probable que l'habitude y est pour beaucoup. Il faut admettre encore que ces eaux ne sont pas nuisibles, parce que les sels qu'elles contiennent les rendent piquantes et savoureuses, parce qu'elles sont froides, parce que le bétail en boit peu, ou bien parce qu'elles ne sont pas arrivées à un degré de putridité capable de la lui faire mépriser.

Quoi qu'il en soit, elles sont toujours dangereuses lors des grandes chaleurs; bien souvent elles ont pris une part très active dans certaines maladies putrides et contagieuses, surtout quand ces eaux sont basses, infectes.

Il est donc indispensable d'en éloigner alors les animaux, de curer les mares de temps en temps et d'en clarifier les eaux. A cet effet, le célèbre agriculteur Bosc a vanté justement le procédé suivant; je l'ai enseigné maintes fois, et les cultivateurs en ont retiré de très grands avantages :

On creusera du côté de la mare une autre excavation disposée pour conserver l'eau; ces deux mares communiqueront par un canal dans lequel on placera un tonneau défoncé d'un *côté*, *percillé* de l'autre et rempli de charbon grossièrement pulvérisé. Ce tonneau sera disposé de manière à ce que toute l'eau de la mare le traverse pour couler dans l'autre réservoir. Le charbon agira en décomposant et en absorbant toutes les matières corrompues suspendues dans l'eau.

50 kilogrammes de charbon suffisent pour purifier mille hectolitres d'eau corrompue, et en sortant du tonneau, ce charbon est utilisé pour le feu. On trouvera de plus, au fond de la mare, une grande quantité de terreau fertilisant.

Les eaux séléniteuses, c'est-à-dire celles qui contiennent *du plâtre dissous*, sont funestes à l'homme et au bétail. Dans l'Aveyron, elles sont très rares ; on peut les purifier avec du sous-carbonate de soude.

Enfin, la meilleure eau est celle qui est limpide, sans couleur, sans odeur, légère, aérée, faisant cuire les légumes et faisant dissoudre le savon ; celle qui contient une faible quantité de sels calcaires est très appétissante.

Manière d'abreuver le cheval. — On doit abreuver le cheval deux fois par jour : la première, entre huit et neuf heures du matin ; la seconde, entre sept et huit heures du soir. On l'abreuvera aussi à midi, à l'époque des grandes chaleurs. A l'écurie, la boisson est chaque fois de 12 à 15 litres. Les chevaux grands buveurs *se vident*, sont mous et suent au plus léger exercice.

On a tort de croire qu'un mélange de quelques poignées de farine ou de son (*eau blanche*) puisse corriger les mauvais effets de l'eau : ce n'est qu'en la battant fortement avec la main qu'on la rend moins froide ; au sortir de l'abreuvoir, il faut bien se garder de faire courir les animaux.

Il n'y a pas d'inconvénient à abreuver le bétail qui travaille, pourvu toutefois qu'après avoir bu, on le fasse travailler encore ; c'est aussi un très sage moyen de faire boire une heure avant de dételer.

Manière d'abreuver le bœuf. — On doit mener boire les bêtes à cornes deux ou trois fois par jour ; quoique moins délicates que le cheval, il faut observer pour elles les mêmes soins ; pendant l'hiver, il est prudent de les faire boire dedans, principalement quand elles sont obligées de sortir d'une étable chaude et vaporeuse et de passer sur la glace. La vache laitière boit plus que le bœuf.

Manière d'abreuver les bêtes à laine, les chèvres et les porcs. — La bête à laine boit fort peu ; quoique nourrie au sec, elle peut supporter une longue abstinence ; mais ce régime d'abstinence ne doit pas être adopté, car le lait tarit, le troupeau devient galeux et quelques bêtes avortent.

Ainsi, il faut conduire tous les jours les troupeaux à l'abreuvoir, ou bien laisser à leur disposition, dans les bergeries, des baquets pleins d'eau pure et très souvent renouvelée. Pendant l'agnelage, il faut y jeter quelques poignées de farine d'orge ou du tourteau de lin moulu. On fera tiédir l'eau si le temps est très froid.

La chèvre doit boire deux ou trois litres d'eau par jour : les buvées grasses ou farineuses que l'on donne au porc lui servent de boisson.

CHAPITRE IX.

Des assaisonnemens. — Préparation des alimens.

On dit, avec assez d'à-propos, *que la faim assaisonne les alimens ;* mais, dans une foule de circonstances, le cultivateur doit employer des assaisonnemens ou *condimens,* pour rendre la nourriture plus fortifiante et pour engager le bétail à en prendre une plus grande quantité, soit pour réparer ses forces après et pendant de rudes travaux, soit avant et après la mise bas, soit encore pour finir l'engraissement et hâter le développement des agneaux.

Parmi tous les animaux domestiques, les bêtes à laine sont celles qui réclament le plus impérieusement les condimens, à cause des maladies vermineuses et cachectiques (pourriture) auxquelles elles sont si souvent exposées.

Après la bête à laine vient le bœuf qui consomme des masses énormes de fourrage ; puis le cheval, et, enfin, l'âne et le mulet.

Le meilleur des assaisonnemens est le sel : de tous les temps, on a prôné et reconnu sa grande utilité, et le gouvernement, qui l'a dégrevé d'une partie d'un impôt si onéreux pour les campagnes, a rendu à l'agriculture, notre mère nourrice, un immense bienfait.

Et notre Virgile rouergat, s'en réjouissant avec vous, retirerait de son livre cette grave vérité qui a malheureusement survécu jusqu'à nos jours :

> Piey moun troupel péris, faouto dé sal, pécairé !
> Dé luen en luen an meus l'in boudrio fa tosta ;
> Mais ol prés qu'és, Moussu, toutés nonn cal esta.
> Pla souben escullon sans sal l'aïgo boulido.
> Ah ! sé lou Rey sobio coussi passon lo bido,
> Nous plagnério sans douté.....

Ainsi l'emploi du sel, indispensable aux besoins du ménage, est encore très efficace contre toutes les maladies du bétail qui ont pour caractère spécial le dégoût, la faiblesse et la maigreur. Le sel préserve aussi les poulains de la fluxion périodique ; M. Demoussy, ancien chef des haras, l'a démontré d'une manière assez concluante. Le sel remplace aussi avec avantage ces masticatoires fatigans que l'on fait pour le gros bétail, avec du poivre, de l'ail et des ognons.

J'ai déjà détaillé plus haut les bons effets du sel pour corriger les altérations du fourrage ; je n'y reviendrai pas ici ; mais avant de parler de son mode d'administration, il faut faire remarquer qu'il doit être donné, dans plusieurs cas, avec beaucoup de modération.

Ainsi, il est reconnu aujourdhui que, pour entretenir la santé des chevaux bien nourris et bien soignés, le sel n'offre aucun avantage, tandis qu'il est très favorable au gros et menu bétail.

Il est reconnu qu'administré à de trop fortes doses, le sel peut agir comme un poison et faire dépérir l'animal en peu de temps.

Il est reconnu encore que lorsque les alimens sont très nourrissans et d'excellente qualité, tels que ceux des Causses *(ou sols ferrugino-calcaires)*, il faut diminuer la dose du sel, et l'augmenter quand les troupeaux sont maigrement nourris et qu'ils habitent des contrées basses, humides et souvent brouillardées.

Cependant on peut fixer, en moyenne, la dose par jour à 50 grammes pour la vache laitière, à 40 grammes pour le bœuf d'engrais, à 30 grammes pour le bœuf de travail, à 20 grammes pour le cheval, si mal soigné dans les fermes, à 20 grammes pour les veaux, de 5 à 10 grammes pour les bêtes à laine et la chèvre, et de 8 à 16 grammes pour le porc.

On peut administrer le sel de différentes manières : en le donnant à la main, en en saupoudrant les fourrages, en le faisant dissoudre dans l'eau, pour en asperger les alimens secs ou verts ; en le mêlant à d'autres substances, telles que le son, l'avoine, la suie de cheminée, les graines de genièvre, etc.

Il est préférable : 1° de le donner à la main au gros bétail ainsi qu'aux bêtes à laine en petit nombre. Par ce moyen, on rend le bétail docile et obéissant, tandis qu'en même temps, on est sûr de la quantité que chaque bête mange ;

2° De suspendre à certaines distances, suivant la dimension des bergeries, un plus ou moins grand nombre de sachets remplis de sel. De cette manière, cette substance est, nuit et jour, à la portée des animaux ; le faible succède au fort pour lécher, et chacun prend le sel à l'état liquide, avec modération et aussi souvent qu'il le désire.

On peut substituer à ces sachets de petits blocs de sel gemme, avec cette grande précaution d'en suspendre aussi un nombre suffisant, afin de diminuer les effets de la concurrence, et que les animaux qui en ont le plus de besoin puissent y arriver.

Du reste la lutte, vu l'extrême avidité du bétail pour le sel, quand il en a été privé depuis quelques jours, cesse ordinairement à la troisième rentrée du troupeau dans la bergerie.

On pourrait bien remplacer le sel par les cendres, l'eau ferrugineuse, l'urine, les eaux minérales, l'antimoine, etc. ; mais aujourd'hui le prix très modéré du sel et ses grands avantages doivent lui laisser la préférence.

Plusieurs cultivateurs ont la funeste habitude d'ajouter au sel une dose considérable de fleur de soufre, pour hâter l'engraissement des veaux, des moutons et du porc. En agissant ainsi, ils portent une perte notable à leur réputation, à la santé et à la qualité de la viande de leurs animaux. Aussi ai-je suivi, à ce sujet, quelques contestations sérieuses que le cultivateur probe doit éviter.

Préparation des alimens. — La rareté des fourrages, pendant des années de disette, a fait expérimenter sur diverses préparations que l'on peut faire subir aux alimens.

Ces expériences ont été concluantes, et aujourd'hui ces sortes d'opérations sont usitées dans beaucoup de départemens. Elles sont encore localisées dans quelques exploitations rurales de l'Aveyron ; néanmoins, elles sont une preuve incontestable du perfectionnement de l'agriculture de notre pays.

En effet, certaines préparations mises en pratique rendent les alimens plus sains, plus nourrissans. Sans augmenter l'étendue des terres cultivées en fourrage, ces préparations permettent d'accroître le nombre des bestiaux ; elles fournissent des engrais plus abondans et plus fertilisans ; elles activent la production du lait et l'engraissement, en diminuant les frais de culture et le prix de revient des produits agricoles.

Parmi les différentes manières de préparer les alimens, il importe d'expliquer clairement les deux principales, *la fermentation* et *la cuisson.*

Car on comprendra facilement les effets du hache-paille, du coupe-racines, de la mouture ; en coupant, en divisant la paille, le fourrage et les racines, en faisant moudre les grains, on met à découvert tous leurs sucs nourriciers, tout se mange, et la digestion est plus facile.

On comprendra encore les bons effets des grains d'orge, de seigle, trempés et macérés dans l'eau ; ils se ramollissent, ils sont plus faciles à mâcher et à digérer.

On connaît aussi les bons effets de certains mélanges, tels que celui du regain avec la paille et le vieux foin, ainsi que celui des féverolles et de l'avoine concassées et mêlées à du son et à du sel pilé. Ce dernier mélange porte le nom de *provende*.

Pour la fermentation des alimens, on doit mettre en pratique le procédé de M. Villeroy ; il est le plus usité en Allemagne. On met dans une cuve, une auge ou une caisse le fourrage coupé et humecté d'eau ; on le tasse, on le couvre et on le laisse ainsi jusqu'à ce que la fermentation, qui se développe naturellement, détermine dans la masse une chaleur assez élevée pour amener les mêmes résultats que si le fourrage eût été réellement *cuit*.

Pour cela, trois jours sont nécessaires. Ainsi, on doit avoir quatre caisses ou une caisse formée de quatre compartimens, dont chaque jour un est vidé et l'autre rempli.

Le fourrage ainsi préparé et composé de foin, de paille et de balles de froment (*poulzès*), gagne beaucoup si on y ajoute quelques pommes de terre ; 8 kilog. de fourrage fermenté valent 11 kil. de fourrage cru.

A la ferme nationale de Grignon et dans les environs de Toulouse, on fait fermenter le trèfle au soleil, en le mettant en tas ; on le donne ainsi aux porcs, et il fournit même à tout le bétail une nourriture excellente, mais il faut s'en servir *avec précaution et par petites rations*.

En un mot, cette fermentation, faite comme il a été dit plus haut, produit les mêmes résultats que la pâte du froment, qui, pour faire du bon pain, doit avoir fermenté.

La cuisson des alimens, qui se fait à l'eau ou à la vapeur, produit de bons effets sur les fourrages secs ; elle les ramollit, les rend presque liquides, plus nourrissans, d'une facile mastication et d'une prompte digestion. On a constaté que 10 kil. de fourrage cuit nourrissent autant que 15 kil. de fourrage cru.

Pour la cuisson des fourrages, on emploie ordinairement le procédé suivant : on se sert de caisses en bois où l'on met le fourrage, et au fond desquelles sont des trous pour l'introduction de la vapeur, qui se dégage d'une chaudière placée au-dessous.

En Allemagne, la cuisson à l'eau est la plus employée. On ajoute au fourrage des racines, de la farine de seigle et d'orge fortement salée ; j'y ai vu tout le bétail manger ces soupes avec friandise, et les grands avantages qu'on en retire compensent largement les frais de la main-d'œuvre, du bois et du charbon que l'on emploie. M. le professeur Magne l'a très bien démontré.

Dans le Lyonnais, les vaches laitières reçoivent pendant l'hiver, huit à dix fois par jour, ce que l'on appelle *une bachassée*, un mélange d'herbes de toute espèce, ramassées dans les vignes, dans les jardins, dans les haies, avant que la neige ait couvert la terre ; et après ce moment, on a la ressource des choux, que l'on cultive en abondance. On jette le tout dans un vase de bois nommé *bachat*, on y verse de l'eau bouillante ; à l'état tiède, on le donne aux vaches.

Ces bachassées économisent une grande quantité de fourrages ; elles plaisent beaucoup aux vaches, dont elles augmentent le lait. De petits tenanciers, auxquels j'ai transmis cette opération, en retirent de bons bénéfices.

TROISIÈME SECTION.

Pansage. — Ferrure. — Castration. — Tonte. — Harnais. — Travaux. — Châtimens.

Pansage. —Par pansage, on entend l'action d'étriller, de brosser, de bouchonner, de peigner, d'éponger les animaux domestiques. Quand le bétail pâture sur les montagnes pendant la belle saison, le pansage est suppléé par les bains de pluie, par de fréquens roulemens sur la terre durcie, sur la pelouse et sur l'herbe, et par les frottemens contre les arbres.

Dans les campagnes, le pansage du bétail est aussi négligé que la tenue des étables ; néanmoins, il influe beaucoup sur la santé des animaux, puisqu'il les délasse en entretenant la transpiration de la peau, et qu'il empêche le développement de la gâle, des pous, des dartres, etc.

Le bon pansage favorise encore l'engraissement et l'abondance du lait ; en même temps, il ne porte aucune perte sérieuse de temps, car le plus souvent on ne s'en occupe que dans l'intervalle ordinaire des repas.

C'est une faute impardonnable de ne pas soumettre tout le bétail au pansement de la main ; tous les jours, les chevaux, les ânes, les mulets, les bœufs d'engrais et de travail, les vaches laitières, les veaux, doivent être étrillés, brossés et bouchonnés. Les queues, les cuisses, les mamelles, doivent être épongées et lavées, quand cela est nécessaire. Les chèvres et les chiens seront peignés de temps en temps ; les porcs *seront très souvent* lavés et brossés.

Pendant les fortes chaleurs, on doit faire prendre au gros bétail, seulement jusqu'aux jarrets et aux genoux, quelques bains d'eau courante ; le pansage doit être fait matin et soir. Pour bien le faire, il faut une étrille, une brosse, un peigne, une éponge, un bouchon de paille et une époussette confectionnée avec une queue de cheval. Quoi qu'on en dise, la carde ne produit jamais sur le bœuf un si bon effet que l'étrille.

Quelques cultivateurs vous disent qu'une vache ni étrillée, ni cardée, mais avec la même nourriture, donne autant de lait que celle qui est bien pansée. J'ai bien constaté quelquefois ce fait, tout en constatant aussi que le lait de celle qui n'est pas pansée *sera d'une qualité inférieure, qu'elle tarira plus tôt* et qu'elle cherche à se gratter, à se lécher continuellement.

Ferrure. — Dans l'espèce cheval, la ferrure peut occasionner un grand nombre de maladies qui nécessitent souvent des opérations graves appartenant exclusivement à l'homme de l'art. Dans le bœuf, elle offre moins d'inconvéniens, parce qu'on le ferre à froid, que l'on épargne sa corne et que l'on ne réunit pas les talons par le même fer, puisque les deux onglons peuvent s'écarter.

Dans tous les cas, il faut obtenir du maréchal *qu'il fasse le fer pour le pied, et non le pied pour le fer.* En suivant ce sage précepte, on évite beaucoup d'accidens. Dans les règles d'une bonne hygiène, il faut retarder le ferrage autant que possible ; on doit y disposer les animaux dès leur jeune âge, en levant souvent leurs pieds

et en y frappant dessus. On fera ferrer les poulains à l'âge
de trois ans à trois ans et demi ; le bouvillon, à l'âge de
deux ans et demi.

La première ferrure exerce une grande influence sur
la bonne ou la mauvaise conformation et configuration
du sabot ; il faut se garder de confier les jeunes chevaux
à des maréchaux ignorans et maladroits, qui ne veulent
pas comprendre les règles que demande l'application
d'une bande de fer inflexible sur une partie douée *d'une
très grande élasticité*.

Castration. — Il est incontestable aujourd'hui que la
castration tardive prend une part très fâcheuse dans l'éducation du cheval, parce qu'elle procure un développement irrégulier, une conformation défectueuse, la diminution des forces et de la vigueur : elle rend aussi bien
souvent le caractère vicieux.

Ainsi, on ne saurait trop recommander aux cultivateurs de faire châtrer le bétail qu'il ne destine pas à la
reproduction *à l'époque la plus rapprochée de la naissance ;* c'est le moment le plus favorable sous tous les
rapports. L'absence des testicules ne nuit en rien au développement des animaux ; au contraire, elle rend la
conformation meilleure, surtout à l'égard des chevaux
à deux fins ; elle favorise l'engraissement, et les chairs
prennent plus de volume et de saveur.

Ces derniers avantages accompagnent aussi la castration de la vache et de la brebis ; mais cette opération
tant vantée et mise en pratique dans le but de maintenir la même quantité de lait pendant toute la vie des animaux laitiers, est bien loin de répondre aux succès at-
tendus. Pour mon compte, j'ai châtré quelques brebis

vingt jours après l'agnelage, et l'obésité, c'est-à-dire *l'état de graisse* qui a suivi l'opération, *a complètement supprimé le lait* dans le courant du troisième mois ; la castration de la vache m'a donné le même résultat du neuvième au dixième mois.

Tonte. — *Pour tondre le bestail*, dit le vénérable Olivier de Serres, *on choisira un beau jour, clair, serein, sans vent.* Cette maxime doit être respectée. Si le temps se refroidit subitement dès les premiers jours qui suivent la tonte, il est prudent de conduire les troupeaux sur des terrains abrités ; si la pluie tombe, il faut les laisser dedans.

Le tondage du cheval, de l'âne et du mulet est une opération absurde et dangereuse ; elle est absurde, parce qu'on ne tond pas les parties d'où découlent le plus de sueur, telles que les fesses, les flancs, les jambes et le dessous du ventre ; elle est dangereuse, parce qu'on laisse l'animal en proie aux mouches et qu'on l'expose, en automne surtout, aux arrêts de transpiration ; les couvertures remplacent difficilement les poils.

Harnais. — Ordinairement le cultivateur ne porte aucun soin aux harnais ; la bride, la selle, les colliers, les sellettes, sont refoulés dans un coin ; la plupart sont mal ajustés ; il n'existe aucune proportion entre ces harnais et les parties du corps sur lesquelles on les applique. De là surviennent *des tumeurs, des ulcères, la carie des os* et *l'asphyxie*, si, dans un violent effort, le collier est trop juste.

Le joug du bœuf occasionne aussi des ulcères profonds quand il presse trop fortement la base des cornes, ou bien s'il y est vacillant, lorsque le coussinet est mal fait et mal placé. Maintenant, si le timon est assujetti au joug d'une manière inflexible, au lieu de pouvoir tourner librement dans l'anneau de fer, il peut survenir, si le char verse, un vif ébranlement du cerveau, qui détermine cette maladie grave, dite *mal-cup* ou *cap-bord*.

Généralement le gros bétail traîne des charrues ou des chars mal montés et mal ajustés ; aussi il travaille mal, il se fatigue et il maigrit. Il suffit de signaler ces abus, pour que le cultivateur puisse y remédier. Du reste, s'il est jaloux du bon entretien de ses bestiaux, il le sera de tous les harnais ; il les tiendra propres, il les ajustera bien et il les fera réparer à propos.

En même temps, on doit apporter de grandes améliorations dans les chemins de service. Ces améliorations sont de toute nécessité : les transports s'exécutent plus promptement, à moins de frais, et les animaux se fatiguent moins.

On doit encore faire attention aux harnais qui servent à attacher le gros bétail dans les étables : il ne faut jamais passer une corde au cou, pour fixer un animal, ni passer sans motif la chaîne du bœuf autour de ses cornes.

Les chevaux vicieux seront attachés avec deux longes, et dans tous les cas, ces longes seront assez longues, afin que les animaux puissent se coucher librement.

Travaux. — Des cultivateurs veulent que le poulain et le jeune taureau *gagnent leur nourriture* avant d'en être capables ; ils veulent aussi que les chevaux et les bœufs travaillent *au-delà de leurs forces*.

Il arrive, dans ce cas, que les jeunes animaux montrent de très bonne heure tous les signes de l'usure, qu'ils dépérissent insensiblement, et qu'ils finissent par succomber des suites *d'une fourbure* ou *d'une fluxion de poitrine.* Chez les animaux adultes, l'exercice forcé, les rudes labours, les pénibles charrois, occasionnent des luxations, *la rupture d'un gros vaisseau et le tiraillement des tendons.*

Si ces travaux forcés persistent, l'appétit diminue, les forces s'épuisent, les humeurs s'altèrent, la constitution se détériore et les animaux contractent des maladies incurables, très souvent contagieuses.

Il importe donc au cultivateur de ne pas soumettre le jeune bétail à un travail prématuré, mais à un exercice modéré; il règlera les heures du travail des grands animaux, et il n'exigera jamais d'eux *qu'un service au-dessous de leurs forces.*

Châtimens (1). — Dans l'immense majorité des cas, on châtie mal à propos tous les animaux domestiques : il est des personnes qui les maltraitent par mauvaise humeur, par habitude et par désœuvrement.

Tous ces châtimens ont un effet direct sur les animaux; la plupart maigrissent et s'usent bientôt; quelques-uns deviennent vicieux et travaillent mal.

---

(1) L'Assemblée nationale, dans sa séance du 2 juillet 1850, s'est occupée enfin d'une loi protectrice envers les animaux domestiques; elle a adopté, après une discussion assez longue, le projet suivant :

« ARTICLE UNIQUE. — Seront punis d'une amende de 1 à 15 francs et pourront l'être d'un à quinze jours de prison, ceux qui auront exercé publiquement et abusivement de mauvais traitemens envers les animaux domestiques.

» La peine de la prison sera toujours appliquée en cas de récidive.

» L'article 483 du Code pénal sera toujours applicable. »

Il en est tout autrement quand on les traite avec douceur et avec patience : tout possesseur de bétail doit avoir ces deux belles qualités et les enseigner à tous ses serviteurs.

C'est par la douceur et la patience que l'on forme le caractère du jeune bétail   et qu'on lui fait comprendre le motif du léger châtiment qu'il aura reçu ; c'est par la douceur aussi que le bœuf et le taureau se laissent atteler sans difficulté, et que tout le bétail apprend à connaître la voix du gardien, du conducteur, et à lui obéir ; c'est par la douceur enfin qu'une vache laitière, qui a perdu son petit, donne bientôt sa quantité ordinaire de lait, et que l'on fait prendre à une bête à l'engrais un peu plus de nourriture.

En Limousin, quand, sur la fin de l'engrais, un bœuf est dégoûté, le nourrisseur qui lui présente la nourriture à travers un guichet se met à chanter pour stimuler son appétit. Ce moyen réussit à merveille ; car l'animal blasé ne discontinue pas de manger en écoutant le chanteur, et son appétit disparaît dès que les chants ne se font plus entendre.

C'est encore en chantant que les bouviers accélèrent la marche des bœufs de labour et des bœufs qui transportent dans les villes les fromages du Cantal et de Laguiole. Cet encouragement par le chant est assez bien exprimé par ce dicton rouergat : *lou biau fo pé pésuc, canto-li doune lo grondo.*

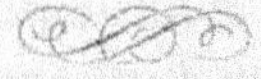

TROISIÈME PARTIE.

Principes généraux sur les Maladies les plus communes du bétail.

Considérations préliminaires.

Après avoir détaillé, en peu de mots, les principes qui doivent guider le cultivateur *pour maintenir son bétail en état de santé;* après lui avoir exposé aussi les véritables moyens d'en retirer un meilleur service et un plus grand produit, il est de toute importance de lui donner quelques notions générales et précises *sur les soins dus à l'animal malade.* Je dis *quelques notions générales et précises,* car s'il fallait faire ici *un traité complet de médecine pratique,* non-seulement cette tâche pourrait être au-dessus de mes forces, et *le sage but de la Société d'agriculture serait manqué,* mais encore le cultivateur n'apprendrait rien en voulant tout lire et tout apprendre.

En divisant cette troisième partie en trois sections, j'enseignerai à l'homme des champs, digne de tant d'attention et de sollicitude : 1° *les premiers préceptes de la médecine pratique;* 2° *les premiers symptômes des maladies les plus communes et les soins qu'elles exigent;* 3° *les mesures préservatrices contre les maladies épizootiques et contagieuses, et les mesures sanitaires à employer contre ces maladies.*

Ces connaissances, simples et faciles pour tout cultivateur qui sait lire et qui est doué *du gros bon sens,* lui seront tous les jours d'un très grand secours ; car les hommes de l'art sont malheureusement quelquefois trop éloignés ou trop peu recherchés ; aussi, combien de fois, même avant leur arrivée, une maladie, livrée aux seuls soins de la nature ou de l'ignorance, aura fait de funestes progrès !

Ces connaissances rendront en même temps un précieux service au cultivateur et à la morale publique, puisqu'elles mettront à découvert l'incapacité et le charlatanisme de cette foule *de guérisseurs* qui parcourent les campagnes, en se disant *inspirés* ou possesseurs de tel ou tel secret et de tel ou tel remède *infaillibles contre toutes les maladies du bétail*, et qui, par de tels moyens, font payer bien cher au paysan sa sotte crédulité.

Ces médicastres, ces empiriques, ces sorciers, ces pâtres et ces forgerons, préférés à des vétérinaires instruits et consciencieux, ignorent absolument le siége des maladies, leur nature et les remèdes qui leur sont convenables. Du reste, ils ne portent avec eux que deux ou trois drogues dont ils ne connaissent ni les vertus, ni la dose, et qu'ils emploient sans distinction dans tous les cas.

Presque toujours ces hommes, abrutis par le vin ou par la paresse, administrent des remèdes violens et secrets ; *ils doivent tout guérir, si le vilain ne survient pas* ; aussi emportent-ils très souvent le mal et le malade. Enfin, pour en finir, *ils sont les colporteurs affidés* des maladies contagieuses.

Certes, je suis bien loin de comprendre dans cette classe d'aventuriers quelques praticiens honnêtes et prudens qui, par une longue expérience raisonnée, ont acquis *une certaine sagacité* dans le traitement des maladies du bétail.

Aussi savent-ils se distinguer des autres guérisseurs par leur franchise et leur loyauté, par leur modestie et la simplicité de leurs médications, souvent très efficaces dans les cas ordinaires et même dans les cas difficiles, en attendant l'arrivée du vétérinaire.

Je désire sincèrement que, dans mes conseils aux cultivateurs, ces praticiens, si précieux en maintes circonstances, puissent y trouver un moyen d'augmenter les connaissances qu'ils possèdent déjà.

PREMIÈRE SECTION.

Premiers préceptes et moyens de médecine pratique.

CHAPITRE PREMIER.

De l'inflammation en général. — Moyens pour la combattre.

Toutes les fonctions du corps s'exécutent et sont entretenues *par une force ou excitation naturelle* inappréciable, à laquelle on a donné le nom de *force vitale (force de vie).*

L'équilibre de cette force vitale constitue *l'état de santé,* c'est-à-dire *la bonne harmonie de toutes les fonctions.*

Quand, par une cause quelconque, cette force vitale

reçoit *un surcroît d'activité* sur une ou plusieurs parties du corps, elle prend alors le nom *d'irritation.*

L'irritation appelle sur la partie irritée une plus grande accumulation du sang ; cette accumulation constitue la *congestion sanguine,* et de cette congestion naît *l'inflammation.*

Par conséquent, l'inflammation est un engorgement des vaisseaux sanguins ; elle est caractérisée *par la chaleur, la douleur, la tuméfaction et la fièvre.*

La fièvre, qui est la suite ordinaire de l'inflammation, et qui, à son tour, est le plus souvent caractérisée par les fortes contractions du cœur et toujours par le dérangement d'une ou plusieurs fonctions, avec ou sans altération des humeurs, constitue *la maladie.*

L'inflammation peut être *aiguë* ou *chronique ;* elle est *aiguë,* lorsqu'elle menace la vie de la partie enflammée, la vie même de l'animal, et que les symptômes se succèdent rapidement ; elle est *chronique,* lorsqu'elle marche avec lenteur, avec des caractères obscurs et des symptômes peu appréciables. Cette dernière forme est la plus rare et peut succéder à la première.

Les premiers moyens à mettre en usage, pour combattre *l'inflammation en général,* consistent :

1° A placer l'animal malade dans un endroit assez grand, propre, sec, bien aéré, à l'abri des courans d'air et des vapeurs putrides ; on le couvrira, on le soumettra à un bon pansage et à une diète sévère ou à une demi-diète, suivant l'espèce d'animal et la violence de l'inflammation ;

2° A laisser la partie malade en repos, ou bien à en diminuer les fonctions ou les services ; ainsi, si l'inflammation existe à un membre, il faut le laisser en repos ; si elle existe dans les poumons, il faut diminuer leur action par une saignée, par une fumigation calmante ;

3° A calmer la douleur par des saignées générales ou locales, par des breuvages adoucissans, par des lavemens rafraîchissans, par des cataplasmes calmans ;

4° A déplacer la douleur, c'est-à-dire *à la porter sur une partie éloignée du mal*, par des sétons, par des frictions, par des sinapismes, par des vésicatoires, etc.

Tous ces moyens, propres à combattre l'inflammation, sont de la plus haute importance, surtout dans le début des maladies ; ils méritent quelques détails, car, **dans** les campagnes, leur emploi est toujours mal conçu et mal dirigé.

CHAPITRE II.

Diète. — Saignée. — Breuvages. — Lavemens. — Fumigations. — Sétons. — Sinapismes, etc.

Diète. — La diète est le régime alimentaire auquel on soumet les animaux malades ou menacés de l'être ; on doit employer ordinairement la paille de froment et la farine d'orge délayée dans beaucoup d'eau et mise toujours à la portée de l'animal, afin qu'il ne puisse boire à sa volonté.

Après la saignée, la diète est un puissant moyen pour combattre les inflammations aiguës ; elle doit être plus rigoureuse à l'égard des jeunes animaux forts et vigoureux qu'à l'égard des vieux, maigres et épuisés. Sa durée ne doit jamais dépasser le dixième jour, sans quoi elle affaiblit le malade et altère son tempérament.

Quand l'inflammation commence à céder, il faut augmenter graduellement la ration et donner des alimens de facile digestion, des panades, des betteraves cuites et quelques poignées de bon fourrage.

Pour le compte de l'espèce bovine et des bêtes à laine, la diète trop rigoureuse est toujours dangereuse, parce que quand la rumination est interrompue pendant longtemps, soit par la violence du mal, soit par la raison que la panse ne contient pas assez d'alimens, il est fort difficile de la rétablir.

Le porc et le chien supportent facilement la diète absolue pendant plusieurs jours; elle est nuisible dans toutes les fièvres charbonneuses.

Saignée. — Dans tous les cas, le cultivateur doit pratiquer la saignée à la jugulaire (veine du cou), parce qu'elle est la plus facile pour lui, et qu'elle fournit bientôt une grande quantité de sang.

Tout chef d'une ferme doit savoir faire cette opération; s'il y est étranger, il doit engager un vétérinaire à la lui apprendre sur tout son bétail. Une de ces leçons bien détaillée vaudra infiniment plus qu'une description écrite.

Sur les grands animaux, on tâte le pouls, du moins le plus ordinairement, en plaçant la main sur la partie des côtes qui répond au cœur, ou bien à l'artère maxillaire à son passage sur le contour de l'os de la mâchoire inférieure et postérieure.

Dans les bêtes à laine et dans la chèvre, le porc et le chien, on tâte le pouls à l'artère fémorale, en appliquant le bout des doigts à la face supérieure et interne de la cuisse.

Le pouls, *véritable boussole du médecin*, présente trop de variations, et le détail de ces variations serait trop minutieux pour le cultivateur ; il faut qu'il sache néanmoins que le pouls *plein et développé*, *le régulier* par rapport à l'intervalle des pulsations, et *l'égal* dont les pulsations soulèvent également les doigts, donnent de grandes espérances de guérison, surtout quand l'artère *est souple*.

Il faut qu'il sache, en outre, que le pouls *fort et fréquent* demande la saignée ; que le pouls *petit*, *serré* et *inégal*, et l'artère *tendue*, dénotent la violence de la maladie et exigent la saignée ; que le pouls *faible*, *concentré* et *intermittent*, c'est-à-dire celui qui ne bat que par intervalles, est souvent d'un mauvais augure.

Maintenant, la saignée est encore *indiquée* par la forte constitution de l'animal, par le gonflement des grosses veines de la surface du corps, par la rougeur des yeux, par le dégoût, l'essoufflement, les étourdissemens, la force du pouls, l'écoulement du sang par le nez et par le pissement de sang.

La saignée est *contre-indiquée* par la faiblesse et la maigreur de l'animal, par la pâleur des yeux, par la faiblesse du pouls, par l'aplatissement des veines de la surface du corps, par les sueurs froides et par l'usage d'une mauvaise nourriture.

Les saignées *moyennes* sont toujours préférables, *les grandes* saignées affaiblissent trop subitement les forces du malade, et *les petites* font peu ou point d'effet ; en même temps, l'inflammation suit son cours.

La saignée est nuisible *dans le tétanos* (raideur de tout le corps), *dans le vertige avec indigestion*, *dans le mal caduc, dans les inflammations chroniques, dans les indigestions et météorisations et dans la fièvre charbonneuse.*

Dans le début d'une maladie, on doit ouvrir la veine, s'il y a indication, quoique l'animal ait mangé. Pour les saignées de précaution, il faut toujours les pratiquer à jeun. Si l'animal a pris son repas, on le saignera trois heures après.

La saignée pratiquée, il faut empêcher les animaux de se frotter l'encolure et ne leur donner à manger que deux heures après.

Si, dans le cours d'une maladie inflammatoire, le sang retiré est noir, épais ; que l'animal tienne toujours la tête basse et que l'artère reste toujours tendue, il faudra répéter la saignée.

En moyenne, la saignée au cou du cheval donne, dans cinq minutes, trois litres de sang. Dans le bœuf, trois minutes suffisent pour obtenir la même quantité. A l'égard des bêtes à laine, de la chèvre et du chien, la saignée moyenne est de 160 à 200 grammes ; quant au porc, ont peut difficilement le saigner à la jugulaire, c'est en coupant en travers une oreille ou une portion de la queue, que l'on obtient une certaine quantité de sang.

Breuvages. — Les breuvages, lorsque le cas l'exige, peuvent être donnés à toute heure du jour ; mais les breuvages purgatifs doivent être administrés à jeun.

La quantité d'eau que doit contenir chaque breuvage ne doit pas être trop considérable, car en l'administrant trop abondamment, on finit par tourmenter, par dégoûter l'animal qui, alors, cherche à se défendre, brise la bouteille, *avale de travers* et peut mourir de suffocation ou tousser pendant plusieurs mois.

Le procédé le plus simple, pour donner un breuvage à un cheval, consiste à maintenir la tête convenablement élevée, au moyen d'une anse faite avec une corde ou avec la longe du licol, et d'une ouverture telle que la mâchoire supérieure puisse y passer dedans.

On fait reculer l'animal contre un mur ou contre la crèche, on place l'anse dans la bouche et on la ramène sur le chanfrein; on passe une fourche de bois ou en fer dans cette anse, et un homme soulève et tient la bouche de l'animal à une hauteur convenable; de cette manière, la mâchoire inférieure est libre, l'animal avale mieux et les hommes ne risquent pas d'être blessés.

Au préalable, on aura mis le liquide dans une bouteille de fer-blanc ou dans toute autre bouteille, pourvu que le goulot soit garni d'étoupes, afin d'empêcher l'animal de la briser entre ses dents; il faut verser doucement et laisser reposer le malade de temps en temps.

A l'égard du bœuf, il y a deux principales indications à remplir, indications ignorées par la plupart des cultivateurs et des praticiens ordinaires. Ainsi, quand on veut que le breuvage tombe directement dans la panse, comme *dans le cas de météorisation*, il faut le verser en masse, afin que l'animal l'avale à grandes gorgées; mais quand il faut que le breuvage arrive dans les autres estomacs et dans les intestins, comme dans le cas *du durcissement du feuillet* (troisième estomac), *de violentes coliques, etc.*, il est indispensable de l'administrer très doucement, à petites gorgées et à filet continu. Le plus souvent un seul homme suffit pour cette opération.

A l'égard des bêtes à laine et de la chèvre, il faut suivre le même procédé que pour les bêtes à cornes, sauf la position que doit avoir le menu bétail. Ainsi, si le breuvage doit arriver directement dans la panse, il faut l'asseoir sur ses jarrets, tandis qu'il doit être sur ses quatre membres, si l'on veut que le remède arrive dans les autres estomacs et dans les intestins.

A l'égard du porc, qui est l'animal le plus difficile pour l'administration d'un breuvage, il est prudent de l'abattre et de le tenir couché en l'attachant par les pattes; on ouvre la gueule au moyen d'un nœud coulant, appliqué à chacune des mâchoires, que l'on tient écartées en tirant à gauche et à droite; on porte la tête haute et de côté; enfin, entre la réunion des lèvres, on verse doucement le liquide, en s'arrêtant quand le porc crie.

Pour le chien, on écarte les lèvres et on verse le breuvage *dans l'espèce d'entonnoir* formé par cet écartement.

Lavemens. — Pour administrer un lavement, on peut se servir d'une vessie, d'une bouteille ou d'une corne, mais l'instrument le plus convenable est la seringue.

Il faut donner les lavemens à l'état tiède; la quantité de liquide pour le gros bétail doit être de deux litres environ, et d'un litre pour les bêtes à laine, la chèvre, le porc et le chien.

Dans ces derniers animaux, il faut réitérer souvent l'administration des lavemens, pour délayer les excrémens très durs qui sont dans le fondement, et faciliter leur sortie.

Quand on veut administrer *des lavemens nourrissans*, avec des farines de froment, d'avoine, etc., dans le *cas d'esquinancie* ou *de tétanos*, il faut vider le fondement, afin d'empêcher l'animal de les rejeter de suite.

Fumigations. — Pour pratiquer des fumigations adoucissantes ou aromatiques, il faut se servir d'un sac en toile : au fond de ce sac, on met le vase contenant le liquide qui doit répandre les vapeurs, et la tête de l'animal y est introduite jusqu'au chanfrein ; par intervalles, on doit lui laisser respirer l'air pur.

Si l'on fait une fumigation sous le nez ou sous le ventre avec les vapeurs qui se dégagent d'une bassinoire remplie de charbons allumés et sur lesquels on jette du sucre pilé ou du genièvre, il faut couvrir la tête et le dessus du corps avec de larges couvertures.

Sétons, trochisques. — Les sétons et les trochisques sont très utiles dans une foule de maladies; il faut les appliquer avec discernement, et jamais sans un motif sérieux.

On doit être très avare de leur application sur les animaux vieux, maigres et épuisés ; ils sont surtout très dangereux sur le bétail atteint *de la pourriture* et *d'autres maladies chroniques;* ils le sont encore sur les parties où la peau est très adhérente : aux genoux, aux jarrets, etc.

Sur les bêtes à laine et sur le porc, les sétons produisent peu d'effet; à leur égard, il faut recourir au trochisque, c'est-à-dire à cette opération dite tailler *(karga)* avec l'éllébore *(marsieüre* ou *pisso-co),* le garou ou le sublimé corrosif, etc.

Sur le bœuf, il est très utile de fixer au ruban du séton un trochisque avec l'ellébore, que l'on retire le surlendemain ; par ce moyen, l'engorgement est prompt et plus volumineux ; dans tous les cas, les rubans des sétons imbibés d'essence de térébenthine peuvent remplacer avec avantage les trochisques.

Quand la suppuration est bien établie, il faut panser les sétons, matin et soir, avec de l'eau tiède aromatique ; en moyenne, on les enlève trois semaines après ; s'il en existe plusieurs, on les fait disparaître à dix jours d'intervalle les uns des autres.

Sinapismes. — Le sinapisme est composé de farine de moutarde délayée dans de l'eau froide, de manière à former une bouillie épaisse ; le plus souvent on l'applique sur les côtés de la poitrine, dans les cas *de pleurésie* et *de péripneumonie.* C'est un remède précieux dans la médecine des animaux, même pour le porc.

Avant l'application du sinapisme, il faut raser le poil et tondre la laine ; on frictionne fortement avec du vinaigre chaud ou avec de l'alcali étendu d'eau, et on applique sur les parties rasées ou tondues le sinapisme bien étalé sur une forte toile de 4 décimètres carrés ; on maintient le tout avec des rubans et d'autres linges placés par-dessus.

Quand le sinapisme a produit un engorgement satisfaisant, on le retire et on pratique un grand nombre de mouchetures sur la partie engorgée. Sitôt que l'écoulement produit par ces mouchetures a cessé, on y applique un cataplasme adoucissant pendant quelques jours.

L'onguent vésicatoire peut remplacer les sinapismes ; il exige les mêmes précautions et les mêmes soins.

Frictions. — Les frictions sont d'un puissant secours dans les maladies inflammatoires : les frictions *sèches* se font avec un bouchon de paille bien tressé, et toujours à contre-poil ; on doit les continuer jusqu'à ce que la peau soit chaude et sèche.

Bien souvent il faut remplacer ces frictions sèches

par les frictions *humides* aux quatre membres et sur les reins ; à cet effet, on doit employer l'essence de térébenthine.

Les diverses frictions avec les onguens réclament une durée de vingt-cinq à trente minutes, si l'on veut en retirer quelques avantages ; au préalable, il faut raser les poils et échauffer la peau avec le bouchon de paille. S'il s'agit de pratiquer une friction avec la teinture de cantharides, il faut le faire l'animal étant à jeun.

∽

CHAPITRE III.

Distinction des maladies. — Causes. — Symptômes. — Indications. — Traitement ou soins.

Distinction. — Comme l'inflammation, la maladie peut être *aiguë* ou *chronique ;* l'explication en est la même.

On distingue les différens genres de maladies par divers noms particuliers : les plus ordinaires sont les maladies *sporadiques, euxootiques, épizootiques* et *contagieuses*.

On entend par maladie *sporadique* celle qui n'attaque qu'un animal ; par *euxootique*, celle qui, par des causes locales, attaque un petit nombre d'animaux dans la même localité ; par *épizootique*, celle qui attaque un grand nombre d'animaux à la fois, et par *contagieuse*, celle qui, par l'intermédiaire d'un virus ou *venin*, se transmet de l'animal malade à l'animal sain.

Dans une maladie, le cultivateur doit considérer principalement *la cause, les symptômes, les indications* et *le traitement ou soins.*

La cause est ce qui produit la maladie ; quand elle agit d'une manière évidente et qu'elle engendre toujours le même effet, on la nomme *déterminante* ou *spécifique ;* tels sont les brûlures, les contusions, la morsure d'un chien enragé, l'air chargé de vapeurs malfaisantes, etc.

La cause est dite *occasionnelle*, quand elle provoque la maladie sans en déterminer ni la nature, ni le siége ; tels sont l'impression d'un air froid, un travail forcé, l'exposition à la pluie, etc. Elle est dite *prédisposante*, quand elle prépare l'animal à telle ou telle maladie ; tels sont l'âge, le tempérament, l'origine, etc.

Les symptômes sont tous les phénomènes ou accidens qui accompagnent la maladie ; ils sont *apercevables* pour tous ceux qui ont l'habitude de voir les animaux en santé, tandis que *les signes d'une maladie* sont la conséquence d'un raisonnement fait par l'homme de l'art, et n'appartiennent qu'à lui.

Indications. — On entend par *indication* l'emploi motivé de tel ou tel remède, et par *contre-indication* la défense d'employer tel ou tel remède, si tel symptôme existe. Ainsi, par exemple, un animal a de violentes coliques dues à une indigestion, *un purgatif serait indiqué pour faire évacuer les matières alimentaires ;* mais ce purgatif est contre-indiqué, vu l'inflammation des entrailles qui existe déjà, et qui augmenterait.

Traitement. — Le traitement est l'application des remèdes propres à guérir la maladie.

Dans le traitement d'une maladie, le cultivateur doit être avare de tous les remèdes compliqués ; les plus simples donnent les plus grands résultats, et ils sont presque toujours sous la main.

Seulement, il est indispensable d'avoir en sa possession une flamme pour saigner, un bistouri, une aiguille à séton, un trocart pour faire la ponction de la panse, une seringue, du sel de nitre, du sel de Glauber, de l'éther sulfurique, de l'alcali-volatil, de l'essence de térébenthine, de l'extrait de genièvre, ou mieux de la racine de gentiane.

Dans tous les cas, le cultivateur doit agir avec sagacité et prudence ; pour si peu qu'il constate que les premiers soins qu'il donne à un animal malade restent infructueux et que la maladie paraisse s'aggraver, il doit recourir à l'homme de l'art. La visite d'un praticien instruit et consciencieux n'est jamais coûteuse ; elle est même toujours utile, quoique, à son arrivée, le malade soit en voie de guérison. Le vétérinaire *joue un plus beau rôle* en enseignant à prévenir les maladies qu'en traitant le bétail malade.

Enfin, le cultivateur ne doit jamais s'obstiner à traiter un animal atteint d'une maladie incurable, ou suspect d'être atteint d'un mal contagieux. A cet effet, il suivra les avis de l'homme de l'art, qui, de son côté, se gardera de tenter toute opération douteuse et dépassant, par les frais de toute espèce, la valeur d'une bête incapable plus tard de rendre le moindre service.

Pendant l'existence d'une maladie épizootique et contagieuse, ces derniers avis sont de la plus haute portée, afin d'anéantir, autant que possible, tous les élémens de la contagion et de l'infection, favorisés amplement par le séjour des animaux malades dans les étables.

DEUXIÈME SECTION.

Premiers symptômes et soins des maladies les plus communes.

❧

CHAPITRE PREMIER.

Maladies de l'espèce cheval.

DE LA GOURME.

Cette maladie, nommée encore *étranguillon*, *morfondure*, *pougeole*, etc., s'observe sur tous les jeunes animaux et peut les attaquer plusieurs fois : l'âne n'en est jamais atteint.

Causes. — On croit généralement que la gourme est aux poulains ce que la petite vérole est à l'homme ; mais le plus souvent les causes de la gourme sont les changemens de climat, de température, d'habitation, de nourriture et d'habitudes. Aujourd'hui on admet de nouveau la contagion.

Symptômes. — Dégoût, tristesse, poil hérissé, ganache empâtée, difficulté de respirer et d'avaler, toux grasse, yeux chassieux, jetage, par les deux narines, d'une matière d'abord claire et devenant de plus en plus épaisse. Si ce jetage est abondant, l'engorgement de la ganache diminue sensiblement ; dans le cas contraire, l'engorgement devient considérable et s'ouvre de lui-même dans peu de jours.

Soins. — Séquestration du malade, boissons farineuses, onctions de graisse douce à la ganache et sous la gorge, que l'on recouvre d'une peau d'agneau, la laine tournée en dedans; fumigations sous le nez avec la vapeur de mauves, couvertures sur le corps, bon pansage matin et soir, quelques lavemens avec l'eau de son, léger exercice, séton au poitrail *seulement* quand le jetage a fini.

Si l'engorgement de la ganache ne s'est pas ouvert de lui-même, on en fait la ponction avec une pointe de feu chauffée à blanc *sur le point mou et blanchâtre.*

DE LA FLUXION PÉRIODIQUE DES YEUX, OU LUNATIQUE.

La fluxion périodique est une des maladies qui font la désolation des cultivateurs qui se livrent à l'élevage du cheval et du mulet; elle résiste aux traitemens les plus rationnels; je me garderai donc d'entrer à ce sujet dans le moindre détail.

Causes. — Je dirai seulement que c'est à tort que l'on attribue *particulièrement* la fluxion périodique aux dépaissances auxquelles on soumet les mères et les poulains, quelles que soient les variations de la température; l'erreur est encore plus grande quand on l'attribue à *l'influence de la lune.*

Pour mon compte, je trouve la principale cause de cette maladie dans l'insalubrité des étables, dans l'insuffisance de la nourriture, dans l'hérédité et dans toutes les causes qui favorisent l'abâtardissement d'une race : dans l'Aveyron, elles sont trop nombreuses.

Soins préservatifs. — C'est principalement à l'aide d'une bonne hygiène et par le choix raisonné de bons reproducteurs mâles et femelles, que l'éleveur aveyronnais n'aura plus de poulains fluxionnaires.

DE LA MALADIE VERMINEUSE.

Si, dans les fermes, quelques poulains et quelques jeunes chevaux échappent aux attaques de la fluxion périodique, il est rare qu'ils soient exempts de la maladie vermineuse.

Causes. — Les causes les plus ordinaires sont la faiblesse de leur constitution, la mauvaise nourriture, l'oubli de tout pansage et l'abstinence rigoureuse du sel.

Symptômes. — Dans l'intervalle de huit à dix jours, coliques legères, la queue s'agite continuellement, la peau se dessèche, les poils se hérissent, les membres s'engorgent, l'animal cherche à manger la terre ; il dépérit à vue d'œil et rend parfois dans ses crottins quelques vers.

Soins. — Il faut, pendant deux ou trois jours, devancer, par une nourriture rafraîchissante et par quelques lavemens huileux, l'administration des breuvages suivans :

Le plus souvent, 60 grammes de suie de cheminée délayés d'abord dans un peu d'eau-de-vie, et étendus ensuite dans un litre d'une décoction de fleur de sureau, débarrassent les animaux des vers intestinaux.

Si ce premier breuvage reste sans effet, il faut administrer 40 grammes d'huile empyreumatique dans la même décoction. Ce remède est souverain.

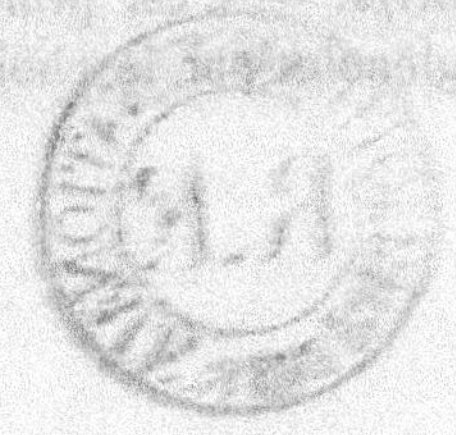

DE L'INDIGESTION.

Indigestion simple. — Cette maladie est très rare chez les animaux sobres et dans les fermes où la nourriture est bien réglée et de bonne qualité.

Causes. — La voracité de l'animal, l'usage 'd'une nourriture avariée ou donnée à discrétion, parfois une boisson trop froide ou une disposition particulière des organes du bas-ventre, occasionnent l'indigestion.

Symptômes. — Dégoût, tête basse et tirant sur la longe, baillemens fréquens; le flanc est légèrement tendu; l'animal gratte le sol avec un pied de devant; s'il fiente, les crottins ont une odeur très forte et sont formés de débris de fourrages ou de grains de céréales encore intacts.

Soins. — Breuvage avec 30 grammes ou 3 cuillerées à *soupe* d'éther, dans un demi-litre de vin froid; lavemens tièdes avec de l'eau salée, frictions sèches au ventre et aux membres, promenade au pas; par intervalles d'une heure, breuvage avec une infusion de thé ou de camomille.

Indigestion venteuse. — Elle est fréquente à l'époque du régime du vert, quand on néglige, dès les premiers jours, de mélanger les plantes vertes des prairies artificielles avec de la paille : le ventre se gonfle, les flancs se soulèvent, coliques assez vives, sueurs aux flancs et à l'encolure.

Il faut s'empresser d'administrer 30 grammes d'éther dans un litre de vin froid, ou mieux 30 grammes *d'eau de javelle* dans de l'eau fraîche; lavemens chargés de

7

40 ou 60 grammes de sel de Glauber, dissous dans de l'eau tiède ; frictions aux quatre membres avec l'essence de térébenthine, promenades au pas et mêmes infusions que ci-dessus.

Dans le cas d'indigestion simple, l'alcali-volatil, à la dose de 20 grammes, peut fort bien remplacer l'éther ; mais dans l'indigestion suivie de coliques plus ou moins vives, il faut se garder de l'employer.

DES COLIQUES INFLAMMATOIRES.

Les coliques inflammatoires ou *tranchées rouges* ont leur siége dans les intestins.

Causes. — Plusieurs causes peuvent faire développer cette inflammation aiguë dans toutes les saisons de l'année, mais on l'observe le plus souvent dans les mois de septembre et d'octobre ; c'est à cette époque que les chevaux et les mulets mangent l'avoine nouvelle et les dernières coupes des fourrages artificiels qui n'ont pas encore *jeté leur feu.*

Symptômes. — Coliques violentes, agitation continuelle, douleur vive quand on comprime le ventre avec le genou ; l'animal en se roulant, en se débattant, se place de temps en temps sur le dos, les quatre membres en l'air ; après quelques efforts pour uriner, il rend une urine rouge et huileuse ; un calme de quelques instans, une sueur froide et générale, sont d'un mauvais augure.

Soins. — Saignées abondantes et réitérées, breuvages avec l'éther dans 250 grammes d'huile de lin fraîche, lavemens avec l'eau tiède huilée, frictions sur les reins et aux membres avec l'essence de térébenthine, bouchonnemens répétés, promenade au pas, fumigation de vapeurs de sucre sous le ventre.

Si l'animal, à l'aide de ces soins, résiste à la maladie, il lui faudra un régime rafraîchissant pendant plusieurs jours.

DE LA PLEURÉSIE.

La pleurésie, dite encore *coup d'air*, *arrêt de transpiration*, attaque particulièrement les chevaux de travail ardens et vigoureux, surtout pendant l'automne.

Causes. — L'action du froid sur la peau en est la principale cause.

Symptômes. — Frissons généraux, légères coliques, pouls petit et précipité, toux sèche sans jetage, respiration pénible, saccadée, c'est-à-dire que, dans les mouvemens du flanc, il existe un contre-coup vif; douleur plaintive en pressant avec le poing les côtés de la poitrine.

Soins. — Petites et fréquentes saignées, sétons ou sinapismes sur les côtés de la poitrine, breuvages avec de l'eau d'orge miellée, légèrement vinaigrée, bouchonnemens soutenus, couvertures chaudes sur le corps, lavemens avec le sel de Glauber, fréquentes fumigations sous le nez avec la vapeur des mauves.

DE LA PULMONIE.

La pulmonie, qui est *une inflammation des poumons*, est encore appelée *refroidissement*, *courbature* et *morfondure.*

Causes. — Cette maladie, plus fréquente que la pleurésie, est produite par la même cause, et toutes les deux peuvent débuter et marcher ensemble, puisque la dernière est une *inflammation de la membrane*, ou enveloppe très fine, qui recouvre les poumons et tapisse tout l'intérieur de la poitrine. Dans ce cas, la maladie prend le nom de *péripneumonie*.

Symptômes. — Abattement, marche chancelante, yeux d'un rouge safrané, pouls plein et fort, respiration plaintive et laborieuse, toux profonde, râle ; l'animal se tient toujours debout ; il écarte les deux membres de devant ; dans peu de jours, jetage de la couleur de rouille.

Soins. — Il faut mettre en usage et sans retard les soins indiqués contre la pleurésie, et si le surlendemain il n'y a pas un mieux sensible, il faut recourir à un vétérinaire, quoique fort éloigné ; il en sera de même à l'égard de la pleurésie. Ces maladies de poitrine exigent, suivant leur marche, des soins particuliers.

DE L'ÉBULLITION.

Dans l'ébullition, appelée *ébullition de sang, sang gâté, etc.*, on constate une éruption de petits boutons plus ou moins nombreux, qui surviennent tout-à-coup sur la surface du corps, après une abondante sueur.

Soins. — Parfois cette éruption disparaît d'elle-même, au bout de vingt-quatre heures, par le simple usage de *l'eau blanche* ; mais si elle est accompagnée d'un peu de fièvre, il faut pratiquer une saignée moyenne, bouchonner fortement l'animal et lui donner quelques boissons rafraîchissantes, légèrement salées.

DE LA GALE ET DES DARTRES.

La gale et les dartres attaquent très souvent le bétail et même le cultivateur dont les étables, ainsi que les autres parties de la maison, sont sales et mal tenues. Aussi voit-on alors des habitations entières, hommes, femmes, enfans et animaux, infectées de gales ou de dartres invétérées.

Causes. — A la malpropeté il faut joindre encore la misère, la mauvaise nourriture, les travaux forcés, l'oubli de tout pansage et enfin la contagion.

Symptômes. — La gale est caractérisée par de petits boutons vésiculeux, transparens à leur sommet, contenant un liquide blanchâtre et visqueux, et produits par la piqûre d'un insecte nommé *acare* ou *sarcopte*, qui doit sa naissance et son développement à l'une des causes sus-énoncées.

Les dartres sont caractérisées par de petits boutons pustuleux réunis en plaques plus ou moins larges, tantôt sèches ou humides, tantôt croûteuses et ulcéreuses ; comme la gale, elles sont suivies d'une vive démangeaison et font dépérir les animaux.

Soins. — Sur les sujets jeunes et vigoureux, avant d'employer un remède contre la gale, il faut débuter par une saignée ordinaire et humecter très souvent, pendant deux jours, les parties galeuses avec de l'eau de mauves ; à l'égard des vieux animaux, ces précautions sont inutiles : il faut recourir de suite à l'usage du remède suivant :

On fait bouillir dans 8 litres d'eau trois litres d'ers

(ersés) ; quand le liquide est réduit à 4 litres environ, on le filtre à travers un linge et on y ajoute un demi-kilogramme de *soufre gris ;* on agite le tout ensemble, et, encore à l'état tiède, on en lave tout le corps de l'animal, surtout les parties affectées ; après les avoir humectées plusieurs fois, il est très rare qu'il faille renouveler cette opération.

Si elle était infructeuse, comme dans certaines gales invétérées, il faut frotter l'animal avec l'onguent suivant : prenez, fleur de soufre, 160 grammes ; sulfure d'antimoine, 80 grammes ; cantharides en poudre, 20 grammes ; euphorbe en poudre, 20 grammes ; mêlez le plus possible, à cause des cantharides, qui, mal mélangées, occasionnent de vastes plaies. Quand on veut s'en servir, on incorpore le tout dans la graisse de porc, à la proportion de 20 grammes pour 80 grammes de graisse ordinaire.

Afin de guérir les dartres, il faut, pendant plusieurs jours, les humecter avec de l'eau de mauves, et terminer par des onctions de l'onguent sus-indiqué ou de l'onguent mercuriel soufré.

Il ne sera peut-être pas inutile de faire remarquer qu'il est indispensable, comme dans toutes les maladies, de soustraire le bétail aux causes connues de la gale et des dartres, si l'on veut obtenir une plus prompte guérison.

DE LA FOURBURE.

Cette maladie, appelée encore *forbature* ou *fourbature*, consiste dans un grand afflux de sang dans un ou plusieurs sabots.

Causes. — Elle est le plus souvent occasionnée par la mauvaise ferrure, par un travail forcé ou par l'abus d'alimens excitans, tels que les grains de chenevis, d'ers, d'avoine et de froment.

Symptômes. — L'animal fourbu éprouve une grande difficulté à marcher; il ramène ses membres sous le ventre, et pour soulager la pince du sabot, il s'appuie toujours sur les talons; le pied est chaud et très douloureux si on le serre avec des triquoises; lassitude générale, soif ardente.

Soins. — Diète, saignées répétées à la jugulaire, breuvages d'eau salée, lavemens avec le sel de Glauber ou avec une décoction de 40 grammes de tabac à fumer dans deux litres d'eau, frictions aux genoux et aux jarrets avec de l'essence de térébenthine, bains de rivière. Il est préférable néanmoins d'ôter quelques clous du fer et de mettre à chaque pied fourbu un cataplasme avec de la suie de cheminée ou de la terre glaise détrempées dans du vinaigre.

DE L'ENTORSE.

L'entorse ou *effort* peut survenir à toutes les articulations; cependant on l'observe le plus souvent au boulet et au jarret, à la suite d'un violent effort que fait l'animal pour tirer un poids ou pour dégager son pied pris entre deux corps résistans.

Symptômes. — Engorgement très douloureux, boîtement très sensible, fièvre.

Soins. — Dès le début d'une entorse, il faut se hâter de pratiquer une ample saignée en pince et d'employer des frictions avec de l'eau-de-vie camphrée ou bien avec de l'eau-de-vie et du savon ; après ces frictions, bain froid d'une heure.

Si, malgré ce traitement, l'engorgement persiste ou prend plus de développement, il faut recourir à une nouvelle saignée et aux cataplasmes de mauves ; quand l'inflammation a cédé, on revient aux frictions sus-indiquées, et on les remplace, au besoin, en frictionnant fortement avec la teinture de cantharides, qui produit aussi de bons résultats dans *les efforts de l'épaule et de la hanche.*

DE L'ENCHEVÊTRURE ET DES CREVASSES.

L'enchevêtrure consiste dans une blessure transversale faite dans le pli du pâturon par la longe du licol, au moyen de laquelle le cheval s'est pris.

Les crevasses sont des entàmures étroites, allongées, accompagnées de l'écoulement d'une humeur infecte, surtout dans le pli du pâturon ; le plus souvent elles sont une conséquence *de la constitution* de l'animal, c'est-à-dire un exutoire naturel qu'il ne faut pas faire disparaître trop tôt.

Soins. — Repos, propreté et bains tièdes jusqu'au-dessus du boulet, cataplasmes avec les mauves ; quelques jours après, il faut soigner la plaie avec l'onguent ægyptiac, et passer un séton au poitrail dans le cas de crevasses, sans oublier l'administration fréquente du sel.

DU LAMPAS ET DES BARBILLONS.

On entend vulgairement par ce mot *lampas (pallada)* un gonflement qui survient derrière les dents de la mâchoire supérieure; très souvent ce gonflement les dépasse.

Causes. — Il est dû à une légère inflammation des intestins, surtout chez les jeunes animaux qui poussent leurs dents de remplacement.

Soins. — Pour combattre le dégoût et rendre à ces animaux leur premier appétit, il suffit de pratiquer une saignée au palais, entre le troisième et le quatrième sillon, et d'un régime rafraîchissant pendant quelques jours. L'application du fer rouge sur ce gonflement est très douloureuse et inutile dans la majorité des cas; les forgerons et les maréchaux en font un abus journalier.

Quant à l'opération dite *couper les barbillons*, elle est aussi absurde que dangereuse; car ces petits prolongemens sont les ouvertures naturelles d'une glande salivaire où pénètrent aisément, une fois que leur partie libre est coupée, des brins de paille, de fourrage, etc., qui font saliver les animaux et les font maigrir par les plaies qui en résultent.

Le cultivateur doit aussi rejeter pour toujours cette opération barbare *de percer et de battre les avives*, dans le cas de *coliques* ou *d'esquinancie;* elle est encore quelquefois dangereuse, en déterminant l'inflammation des glandes salivaires, suivie de fistules souvent incurables.

DES PLAIES, BLESSURES ET CONTUSIONS.

Dans l'espèce cheval comme dans tous les animaux domestiques, les plaies et les blessures se cicatrisent le plus ordinairement en les nettoyant soir et matin avec du vin chaud, en les saupoudrant après avec du charbon de bois pulvérisé, ou en les recouvrant d'un onguent fait avec un jaune d'œuf et quelques gouttes d'essence de térébenthine.

A l'égard des contusions simples, il faut les traiter dès le début par l'application d'une étoupade imbibée de vinaigre ou d'eau saturnée (20 grammes d'extrait de saturne dans un litre d'eau); si elles tendent à la suppuration, on doit les débrider avec le fer rouge et les panser après la chute des escarres, comme les plaies.

CHAPITRE II.

Des maladies de l'espèce bovine.

Pour éviter des redites inutiles, je dois faire observer que, dans l'espèce bovine et dans l'autre bétail, *la gale, les dartres, l'ébullition, la fourbure, les entorses, les plaies, les blessures, les contusions* et *les crevasses* présentent, à peu de chose près, les mêmes symptômes que dans l'espèce cheval, et exigent les mêmes soins; cependant la gale des bêtes à laine doit subir un traitement différent; elle est l'objet d'un article spécial.

DE LA LIMACE.

La limace, *ardal pourrit, fic*, attaque annuellement un assez grand nombre de bêtes à cornes assujetties à de pénibles labours ou charrois sur un sol rocailleux ou fangeux.

Causes. — J'ai toujours observé que les premières

causes de cette maladie sont les petits graviers qui s'implantent dans l'espace de la réunion des deux onglons, et les excoriations ou blessures plus ou moins profondes (suivant l'impatience et les efforts de l'animal) produites par la corde passée entre les deux onglons et fixée à l'une des cornes, afin de fixer et de soutenir le membre pendant l'application du fer.

Symptômes. — Toutes ces excoriations, rendues plus graves par le séjour des pieds dans le fumier et la boue, par l'écartement forcé et continuel des deux onglons, sur un terrain glissant ou recouvert de pierres mouvantes, déterminent bientôt le boîtement, la fièvre et enfin un ulcère rongeant qui peut gagner les ligamens de l'os du pied, qui fait maigrir l'animal et qui le met hors de tout service.

Soins. — Si, dès le début, l'application des étoupades imbibées d'eau vinaigrée ou saturnée reste sans résultat, et qu'alors, du troisième au quatrième jour, il se forme un bourrelet qui dépasse le point de réunion des deux onglons, à la base duquel on observe une crevasse recouverte d'une matière épaisse, grisâtre et d'une odeur infecte, il faut s'empresser d'amputer les chairs de mauvaise nature et y passer, à plusieurs reprises, un fer chauffé à blanc.

Cette opération augmente, il est vrai, la fièvre, mais elle cède bientôt à la saignée et à une demi-diète. Dans quelques jours, l'escarre tombe, on panse la plaie comme à l'état simple, et l'animal reprend son service sous peu de jours.

DU LUMBAGO.

Le lumbago, dit encore *tour de reins, esquinancie*, est assez fréquent sur les bœufs de travail exposés à de grands efforts et à de rudes travaux quand le temps est humide et pluvieux.

Symptômes. — Douleur, chaleur et légère voussure en contre-haut des reins, tension des flancs, fièvre, soif vive; l'animal marche avec peine et se berce; il se couche avec crainte et, s'il se relève, pas de pandiculations *(s'estiro pas)*.

Soins. — Breuvage tonique avec un litre de vin chaud, 40 grammes d'extrait de genièvre et 10 grammes de canelle en poudre; frictions d'eau-de-vie camphrée sur les reins remplacées par l'application d'un sachet d'avoine grillée dans une poêle, ou d'une peau de mouton que l'on vient d'égorger; il faut en même temps faire une fumigation générale avec la vapeur de genièvre; boissons tièdes farineuses.

DU PISSEMENT DE SANG.

Le pissement de sang s'observe principalement sur les bêtes à cornes qui, après avoir été soumises, pendant l'hivernage, à une nourriture sèche, sont conduites dans les bois à l'époque de la nouvelle végétation; elles y dédaignent souvent l'herbe fraîche et tendre pour manger avec avidité les jeunes pousses du chêne.

Soins. — Sur la plupart des animaux, le pissement de sang qui se déclare du troisième au cinquième jour disparaît sans traitement vers le douzième; mais sur quelques sujets, la fièvre se déclare, l'appétit devient nul et la rumination cesse. Dans ce cas, il faut pratiquer une saignée et administrer quelques boissons tempérantes avec une décoction de deux poignées de feuilles d'oseille, 80 grammes de miel et 2 litres d'eau ; quatre jours après, on donnera, matin et soir, au convalescent une soupe grasse.

DE L'INDIGESTION.

Indigestion venteuse simple. — Elle est causée ordinairement par les fourrages artificiels pris avec voracité, ou mouillés par la rosée et les brouillards.

Symptômes. — Élévation des flancs et surtout élévation du flanc gauche ; bouche entr'ouverte ; l'encolure est tendue, la marche est chancelante.

Soins. — En faisant mâchonner un bâton, pendant quelques minutes, ou en jetant dans la bouche *une poignée de sel*, le gonflement peut disparaître sensiblement ; s'il persiste, il faut administrer, dans un demi-litre d'eau froide, *six* cuillerées à soupe d'éther ou *trois* d'alcali ; presque toujours, on obtient un succès complet en donnant une seconde fois ce même breuvage.

On peut aussi employer avec avantage 30 grammes de chaux délayée dans 2 litres d'eau tiède, de la lessive de cendres, et de l'eau de savon à la dose de plusieurs litres.

Quand le temps presse, c'est-à-dire quand on n'a pas sous la main ces divers breuvages, et que l'animal va périr suffoqué, il faut plonger hardiment et avec force le couteau ou tout autre instrument tranchant, si le trocar manque, *au milieu du flanc gauche, à égale dis-*

tance de l'os de la hanche et de la dernière côte. (*Figure* 21 *de la planche.*)

Aussitôt les gaz et quelques parcelles alimentaires s'échappent par cette ouverture, et l'animal se trouve soulagé, quoique fortement abattu; l'administration de deux ou trois breuvages et lavemens avec une décoction de gentiane, une demi-diète et quelques soins de propreté à l'ouverture faite au flanc, hâtent la guérison et la cicatrisation.

Indigestion venteuse compliquée. — Cette indigestion est souvent dangereuse, malgré tous les secours que l'on peut prodiguer à l'animal; elle est due à une surcharge d'alimens dans la panse ou dans le feuillet (troisième estomac); les deux autres estomacs, *le réseau* et *la caillette*, paraissent en être exempts.

Les herbes vertes peuvent faire développer cette dernière espèce d'indigestion; mais les fourrages secs, la paille, les châtaignes, les balles des céréales *(poulzès)*, pris en trop grande quantité, en sont la cause la plus ordinaire.

Soins. — Breuvages avec l'alcali ou l'éther, lavemens d'eau salée; chaque deux heures, un litre de décoction de gentiane, fumigation sous le ventre avec la vapeur de genièvre. Si, après l'intervalle de vingt-quatre à trente heures et plutôt chez les bœufs de travail maigres et voraces, ce traitement est infructueux, il faut pratiquer, au milieu du flanc gauche et au point sus indiqué, une incision verticale de quatre travers de doigt environ, pour donner issue aux gaz, et extraire de la panse *une partie des alimens* qu'elle contient, et que l'on remplace par quelques litres de vin chaud, en les faisant couler par la même ouverture.

On extrait les alimens de la panse au moyen d'une grande cuillère en bois ou bien en dirigeant le bras d'un enfant. Dans tous les cas, il faut éloigner la chandelle allumée de la ponction ou de l'incision faite au flanc, afin d'éviter que les gaz ne s'enflamment ; il est aussi très dangereux et inutile de ceindre le corps des animaux météorisés avec des cordes ou des *juilles*.

DE LA PÉRIPNEUMONIE.

La péripneumonie, appelée encore *sang-glacé*, *morfondue*, *courbature*, est une inflammation des poumons et principalement du poumon gauche ; la pleurésie l'accompagne toujours.

Cette maladie grave, que l'on avait toujours observée à l'état sporadique, règne, depuis quelques années, sous la forme enzootique ou épizootique ; elle est dite *contagieuse*, et elle a fait de grands ravages dans notre département.

Causes. — La chaleur et l'impureté des étables, surtout, lorsqu'après avoir pâti, cette chaleur et cette impureté sont réunies aux effets d'une nourriture trop substantielle ; l'abondante sécrétion de lait que l'on exige des vaches ; les arrêts de transpiration dans les pâturages, ou quand, en hiver, les bêtes à cornes sortent d'une étable très chaude ; les eaux glaciales qu'elles sont forcées de boire au moment des gelées, l'usage des eaux insalubres des mares pendant l'été, les labours épuisans, l'hérédité et enfin la contagion, sont les causes locales et déterminantes de la péripneumonie.

Symptômes. — Dégoût, hérissement des poils, rougeur un peu jaunâtre des yeux, toux sèche, petite et profonde, principalement le matin et le soir; sécheresse et adhérence de la peau, respiration pénible et plaintive; pour respirer plus facilement, l'animal porte la tête en avant et écarte ses jambes de devant; il s'agenouille quand on lui presse le dos; plus de pandiculations; les mamelles se flétrissent, le mufle, les cornes, les oreilles, sont tantôt chauds, tantôt froids; on entend aisément les battemens du cœur.

Soins. — Séquestration du malade, saignées moyennes dès le début seulement, sétons ou sinapismes sur les côtés de la poitrine, fumigations sous le nez avec la vapeur de mauves, frictions d'essence de térébenthine sur le dos et les reins, lavemens d'eau de son, breuvages avec la tisane d'orge légèrement camphrée, couvertures, quelques poignées de bon foin, bon pansage soir et matin; l'émigration des animaux encore bien portans.

Je ne dois pas terminer ce paragraphe sans parler d'un remède conseillé pour la première fois par Mathieu, des Vosges, et préconisé dernièrement par d'autres vétérinaires non moins recommandables.

Ce remède est le *vinaigre sternutatoire;* il a produit de très bons résultats, soit à titre de préservatif sur les bêtes à cornes exposées à la contagion, soit à titre de curatif sur celles chez lesquelles débute la péripneumonie. Il agit en provoquant le rejet des mucosités qui peuvent exister dans la trachée-artère (*conduit de l'air*), et en produisant une inflammation révulsive sur toute l'étendue des voies respiratoires.

Voici sa composition :

Cristal minéral. . . . 60 grammes.

Sel de nitre. . . . . 60 grammes.
Alun. 60
Poivre d'Espagne. 30
Vitriol blanc cristallisé. . 60
Canelle. 30
Poivre long. 60
Essence de genièvre.. . 60
Thériaque.. 30

Faites infuser pendant vingt-quatre heures dans un litre de vinaigre de Bourgogne, à une température de 30 à 40 degrés ; passer à travers un linge et conserver pour l'usage.

Quand on voudra s'en servir, il faut verser, matin et soir, dans chaque narine, à l'aide d'une petite bouteille, en tenant très élevée la partie inférieure de la tête, une cuillerée à bouche de ce vinaigre ; pour toute nourriture, on donnera 5 kilogrammes de bon foin, avec un peu de paille d'avoine ou de froment ; on offrira à boire trois fois par jour de l'eau blanche et tiède.

Immédiatement après l'injection du vinaigre, les animaux s'ébrouent et tournent fréquemment, de manière à faire croire à la suffocation ; ils s'agitent, se couchent et manifestent un malaise pénible ; quelques vaches très irritables avortent. Deux ou trois jours après le commencement du traitement, un jetage abondant s'établit par les narines, un catarrhe nasal se déclare sur les bêtes malades et sur celles qui reçoivent l'injection comme préservatif. Huit ou dix jours après, les symptômes inflammatoires cessent graduellement, et les animaux reprennent peu à peu leur régime habituel.

Soins préservatifs. — Rentrer les bestiaux à l'étable

8

ou sous des hangars durant le premier et le dernier mois de l'herbage, éviter la stabulation chaude, humide et méphytique ; offrir aux animaux des eaux pures, régler leurs travaux, éloigner toute prédisposition héréditaire, en livrant à la boucherie les taureaux, les vaches et les veaux qui ont cohabité avec des malades.

Quant aux mesures sanitaires, voyez ce chapitre.

DE LA POMMELIÈRE.

La phthisie pulmonaire ou pommelière, dite vulgairement *toux, gastat*, est une variété de la péripneumonie ; mais elle a une marche cachée et plus lente, puisque sa durée varie de plusieurs mois à une année. Elle est caractérisée par un dépôt de *matière calcaire* ou *tuberculeuse* dans les poumons. Ses causes sont celles de la péripneumonie ; elles ont agi avec moins de malignité.

Soins. — Quand on constate la maladie, elle est alors incurable ; il ne faut pas attendre l'amaigrissement de l'animal, mais le conduire au boucher sitôt que le lait devient bleuâtre et qu'il contient une grande quantité d'eau.

Cette affection est rare dans les campagnes et fréquente dans les étables des nourrisseurs qui fournissent le lait aux villes. J'en ai parlé dans le seul but de la faire distinguer de la péripneumonie contagieuse.

DE LA FIÈVRE CHARBONNEUSE.

La fièvre charbonneuse, ou *peste charbonneuse, anthrax, charbon noir, charbon blanc, charbon intérieur, vilain*, etc., est une maladie désastreuse, trop commune encore dans l'Aveyron, quoique, depuis vingt ans environ, elle devienne de plus en plus rare et moins maligne, grâce à l'exécution rigoureuse des principales règles de l'hygiène, démontrées dans certaines localités.

Le charbon est rarement *sporadique* ; il est euzootique ou épizootique et toujours contagieux ; il règne de préférence vers la fin de l'été et pendant l'automne ; il est le résultat *de l'altération du sang* et *des humeurs*.

Causes. — L'emploi exclusif des fourrages vasés, moisis et poudreux ; l'usage pour boissons des eaux corrompues des mares, des citernes ; le séjour prolongé dans des étables chaudes, humides et chargées de vapeurs malfaisantes ; l'usure, l'appauvrissement du sang par de rudes travaux, quand les animaux reçoivent une nourriture insuffisante ; la contagion.

Symptômes. — Les véritables symptômes de cette maladie sont les tremblemens de tout le corps, des convulsions *en avant*, de violentes contractions de cœur, la rougeur violette des yeux, la couleur brunâtre du sang, son incoagulation et sa prompte décomposition en matière corrompue, l'apparition sur la peau, qui crépite comme du parchemin, d'une ou plusieurs tumeurs d'où découle, quand on les ouvre, une matière sanieuse et infecte.

Soins. — Séquestration du malade, ouverture des tumeurs avec le fer rouge, frictions irritantes sur le dos et les reins, breuvage avec trois cuillerées d'alcali dans un litre de vin, trochisque au fanon, fumigations aromatiques avec le genièvre, la sauge, le thym ou le serpolet ; la saignée est toujours mortelle ; les tumeurs sont quelquefois des crises salutaires, mais le plus souvent

tous les traitemens mis en usage sont inutiles. La vraie
médecine existe dans le bon entretien du bétail et dans
l'exécution fidèle des mesures prescrites contre les maladies contagieuses.

DU SANG DE RATE.

Le sang de rate , *ou coup de sang , maladie de la rate ,*
fait un grand nombre de victimes, et elle est confondue
avec la fièvre charbonneuse.

Causes. — Les causes du sang de rate sont l'abus
prolongé d'une nourriture échauffante , telle que la luzerne , le trèfle , les vesces , le chenevis , etc.; le séjour
du gros bétail dans des étables chaudes , surtout , pendant les nuits d'été et d'automne , après des repas co-
pieux avec les regains , et enfin l'habitude de certains
cultivateurs d'acheter du jeune bétail maigre , pour le
gorger de suite d'une nourriture trop substantielle.

Symptômes. — Ordinairement , sur la plus jeune et la
plus belle bête d'une étable , on observe tout-à-coup ,
au milieu des signes d'une santé parfaite , des coliques
assez vives, le gonflement du côté gauche du ventre ,
des piétinemens , la perte du lait , l'agitation de la
queue; diarrhée, regard fixe, branlement de la tête ;
dans une ou deux heures , abattement général ; le sang
extrait par une saignée est noir , épais et se prend de
suite ; des tumeurs remplies de sang apparaissent à la
peau ; écoulement par le nez et l'anus d'un liquide
sanguinolent ; l'urine est rouge et la mort arrive peu
d'instans après.

Soins. — Tout traitement est inutile ; les guérisons

sont des exceptions rares ; par la saignée , qui serait indiquée , on n'obtient qu'un faible jet de sang ; il faut
s'attacher , pour éviter les embarras des mesures sanitaires , à distinguer cette maladie , par les symptômes
sus-indiqués , de la fièvre charbonneuse , et surtout à la
prévenir, en variant la nourriture et en distribuant convenablement la ration des alimens.

DU RENVERSEMENT DE LA MATRICE ET DU VAGIN.

A la suite d'un part laborieux , d'un avortement et
de manipulations maladroites , que l'on emploie pour
aider l'accouchement difficile d'une vache , ce que l'on
devrait réserver alors à un homme compétent , la matrice se renverse en entraînant le vagin.

Quelquefois le vagin se renverse seul , et l'on en
opère facilement la rentrée , en le poussant doucement ,
avec la main bien huilée , quand la vache ne fait pas des
efforts ; en s'arrêtant si elle en fait , et en continuant la
manipulation jusqu'à ce que l'organe déplacé soit ra-
mené insensiblement dans sa position naturelle. La vache
doit être opérée debout , et pendant quelques jours , au
moyen de la litière , on lui conservera le train de derrière plus élevé que celui de devant ; on administrera
des boissons tièdes farineuses et des alimens de facile
digestion.

Maintenant , pour prévenir une nouvelle rechute , on
appliquera le bandage suivant ; il est le plus usité aux
environs de Paris.

Presque entièrement formé de sangles , cet appareil
représente un harnais que l'on place sur le corps de l'a-

nimal et qui se fixe antérieurement au moyen de son surfaix. Il se compose : 1° du susdit surfaix ; 2° d'une grande
plaque de cuir, sorte de grille à peu près carrée qui
s'applique contre la vulve et s'oppose à la chute du vagin et de la matrice ; 3° de quatre sangles longitudinales
attachées chacune par des points de suture à l'un des
angles de la plaque de cuir. Le surfaix comprend sa
sangle, plus deux gros et larges coussinets recouverts de
cuir et disposés en sellette. La sangle, cousue par-dessus
ces coussinets, porte à l'une de ses extrémités une bou-
cle à ardillons qui sert à fixer ce surfaix et à le serrer
à volonté ; quatre autres boucles à ardillons sont cousues
après le surfaix et destinées à recevoir les quatre sangles longitudinales. Deux de ces boucles tiennent au
cuir des coussinets ; les deux autres sont fixées à la sangle du surfaix, une de chaque côté, et à une égale distance de l'attache des premières (distance de 1 à 2 décimètres). Il est à remarquer que les deux sangles qui
longent le dos et les reins se tiennent l'une à l'autre par
une traverse de sangle ou de cuir, et qui, portant sur
l'origine de la queue, donne à ces sangles la facilité
d'élever la plaque de la vulve et de la tenir au point nécessaire, en fixant aussi solidement à leurs boucles les
deux autres sangles qui passent entre les cuisses et le pis.

Cet appareil, que j'ai modifié (*figure* 20 *de la planche*), du prix de 8 à 10 francs, devrait se trouver dans
les grandes bouveries ; il est de l'application la plus
facile ; on peut l'allonger et le raccourcir à volonté ; il
exerce sur toute la longueur de la vulve une pression
égale et que l'on peut graduer ; il permet enfin le passage de l'urine.

Quand la matrice est renversée complètement et qu'elle présente une tumeur allongée en forme de poire jusqu'au bas du jarret, il faut s'empresser d'en opérer la réduction. On suit les mêmes précautions que pour la réduction du vagin; mais avant il faut bien laver la matrice avec de l'eau tiède, enlever ce qui reste de l'arrièrefaix et la faire soulever par deux aides à la hauteur de la vulve, après l'avoir placée sur un drap bien huilé.

La réduction opérée, on applique l'appareil indiqué; on saigne l'animal, on lui administre quelques lavemens huileux et on fait des injections tièdes dans la vulve avec une décoction de mauves; demi-diète, boissons farineuses, bon pansage.

Si la matrice est restée long-temps dehors, exposée à l'air et au contact du fumier, il est prudent de recourir à l'homme de l'art; l'application d'un *pessaire* est alors indispensable.

DE LA FIÈVRE DE LAIT.

Le lendemain ou le surlendemain du part, les vaches les plus grasses sont souvent prises d'une fièvre générale, à laquelle on donne le nom de *fièvre de lait*; on ne peut en préciser les causes.

Symptômes. — Frissons, tremblemens, enflure considérable du pis; la vache reste couchée, la tête appuyée sur la litière ou sur une épaule; elle gémit.

Soins. — Dès le début, il faut administrer des boissons farineuses un peu vinaigrées et traire la vache à l'ordinaire; en même temps, on fera, sur les reins et le dos, des frictions avec du vinaigre chaud; on maintiendra des cataplasmes chauds sur le pis; toutes les trois heures, on fera prendre un litre de décoction de camomille; sitôt que la vache se relèvera d'elle-même, il faudra la soumettre, pendant quelques jours, à un régime rafraîchissant.

DE L'ENGORGEMENT LAITEUX DU PIS.

Quelquefois, sans cause bien connue, il se forme sur l'un des côtés du pis un engorgement qui peut se terminer par des abcès ou par des indurations. Cet engorgement est bien distinct de celui qui envahit *tout le corps des mamelles*, *comme dans la fièvre de lait*.

Soins. — Il faut traire souvent et humecter les mamelons avec de l'eau de mauves ; si l'on voit que le pis s'indure du côté du trayon affecté, il faut le frictionner avec de l'eau-de-vie camphrée chargée de quelques gouttes d'alcali ; si un abcès s'ouvre, il faut le traiter comme une plaie simple ; si l'engorgement devient cancéreux, il faut en faire l'amputation et cautériser.

DE LA CONSTIPATION DES VEAUX.

Cette maladie se remarque trois ou quatre jours après la naissance ; elle est due à la mauvaise habitude de ne point laisser téter au veau le premier lait.

Symptômes. — Efforts continuels et inutiles pour fienter ; en introduisant le doigt bien huilé dans l'anus, on y trouve de petites pelotes jaunâtres ou grisâtres de la grosseur d'une petite noix, ou une matière épaisse noirâtre.

Soins. — Lavemens avec de l'eau miellée, breuvages

trois fois par jour avec 25 centilitres d'eau d'orge et quatre cuillerées d'huile d'olive ; le surlendemain , le veau est soulagé.

DE LA DIARRHÉE DES VEAUX.

La diarrhée survient très souvent quinze ou vingt jours après la naissance ; elle est due à un excès de nourriture donnée à la vache , surtout quand on ne lui donne que du fourrage mal récolté.

Symptômes. — Tristesse , refus de boire et de téter, diarrhée verdâtre , mousseuse et infecte ; abattement ; les yeux s'enfoncent.

Soins. — Régler et changer de suite la nourriture de la mère , tenir chaudement le veau , lui passer chaque heure un demi-lavement d'eau de son ou de riz , lui faire prendre , deux ou trois fois par jour, un breuvage composé d'un jaune d'œuf délayé dans un verre de lait chaud.

DE L'INDIGESTION LAITEUSE.

Cette maladie est fréquente pendant le cours de l'engraissement ; elle est due aux mêmes causes que la diarrhée. Dans le début , le veau continue à téter, mais le lait *se prend de suite* en arrivant dans l'estomac.

Symptômes. — Nez sec , yeux rouges ; le veau allonge l'encolure et rejette d'abondantes mucosités par les naseaux ; tantôt il est constipé , tantôt il est affecté d'une diarrhée grise.

Soins. — Administration de 10 grammes de manne grasse délayée dans deux verres de lait coupé avec moitié d'eau. On renouvelle ce breuvage trois ou quatre heures après l'avoir donné.

∞

CHAPITRE III.

Des maladies des bêtes à laine.

DU PIÉTIN.

Le piétin, *pesogne*, *raukiero*, *gaurelieyro*, etc., est la maladie la plus commune des bêtes à laine, et surtout de la chèvre (1). Elle est inflammatoire, purement locale et consiste en un *ulcère* sous le biseau de la corne, au point de réunion des deux onglons (*espace interdigité*); elle est épizootique, mais on doute cependant de sa contagion.

Causes. — Le piétin se déclare le plus souvent lorsque l'hiver et le printemps sont pluvieux, lorsque, dans les bergeries dépourvues de toute litière, séjourne un fumier presque liquide et d'une odeur repoussante. En pareilles circonstances, dans les chemins, dans les dépaissances, le pied des bêtes à laine est exposé à l'influence continuelle d'une humidité plus ou moins irritante.

Soins. — Les symptômes du piétin sont assez connus. Ainsi, sitôt que les bêtes commencent à boiter, il faut les placer dans des endroits secs. Les pieds malades subi-

---

(1) La chèvre, par son énergie, sa vivacité, sa sobriété et son tempérament nerveux-sanguin, est peu prédisposée à contracter des maladies.

ront vite l'opération ci-après, suivie toujours d'un plein succès quand elle est pratiquée par un cultivateur ou un berger soigneux et intelligent.

Avec un instrument bien tranchant, on enlève par plaques *toute la portion de l'ongle désuni*; il faut aussi amputer les chairs de mauvaise nature, en évitant, autant que possible, l'effusion de sang; en pince, il ne faut jamais aller jusqu'au vif; l'artère est là, il est très convenable de l'éviter. On applique sur la plaie, préalablement mouillée avec de la salive ou de l'eau, un peu de poudre de *vitriol bleu*, et on enveloppe le pied avec des étoupes, que l'on assujettit autour des couronnes.

Après la levée du premier appareil, s'il existe encore des désordres, il faut substituer à la poudre de vitriol l'onguent ægyptiac, dont on charge la filasse qui doit être en contact avec la plaie. Les bergeries doivent être très propres; il faut conduire les troupeaux sur des pâturages secs et élevés, et mettre, à titre de préservatif, une légère couche du susdit onguent dans l'espace interdigité.

DU MAL AU PIS.

Le mal au pis des brebis laitières, dit encore *charbon, vilain, fédo-fissado*, fait périr tous les ans un grand nombre de ces précieux animaux; il agit avec plus de malignité sur les plus beaux et les plus vigoureux.

Causes. — Rien de plus absurde que de croire que les morsures des serpens, des lézards, des belettes, occasionnent cette maladie. *L'engorgement laiteux des mamelles, les coups de tête des agneaux sur le pis, diverses*

plaies ou meurtrissures, des courans d'air froid, peuvent la faire développer; mais les principales causes sont :
la malpropreté des étables et le soubattement trop fort.

A ce sujet, je possède des faits nombreux, surtout
sur l'influence du soubattement trop fort. Sur cent brebis affectées du *mal au pis,* quatre-vingt-quinze le sont
à la mamelle gauche, parce que c'est elle qui reçoit les
plus rudes coups de revers de main.

Symptômes. — Chaleur et rougeur de la mamelle, tuméfaction sensible, écartement du membre pour éviter
le frottement de la mamelle contre la cuisse ; souvent
l'engorgement gagne le bas-ventre, et la brebis meurt
dans quelques heures.

Soins. — Profondes mouchetures dans l'intérieur de la
mamelle affectée, frictions avec le liniment volatil cam-
phré, boissons tempérantes, traite ordinaire ; plus tard,
s'il se forme des abcès, il faut les ouvrir, amputer les
chairs cancéreuses et cautériser ; après la chute de l'escarre, on panse la plaie avec du vin tiède, et on la sau-
poudre avec du charbon de bois pulvérisé.

DU TOURNIS.

La maladie dite *tournis,* parce que ce mot exprime
son symptôme spécial (*tourner à gauche ou à droite*),
est due à la présence, dans le crâne ou dans l'intérieur
du cerveau, d'un ver vésiculaire nommé *hydatide céré-
brale,* ou *cenure cérébral.*

De tout temps, les causes de la naissance de ce ver,
les moyens pour la prévenir et pour la combattre, ont
donné l'essor à des opinions plus ou moins systématiques
et absurdes, et à des essais sans portée réelle.

De mon côté, j'ai voulu observer, raisonner, expérimenter sur tout ce qui est publié à ce sujet dans les Annales agricoles et vétérinaires ; j'ai tenté même de saisir ces questions sur quelques points, par des recherches particulières.

Malgré mes efforts pour en sortir, je suis toujours resté dans le vague et dans l'incertain, et je me fais un devoir de conseiller l'abattage immédiat de l'animal, dès l'apparition du tournis.

Du reste, si le tournis est une maladie grave, sous le rapport de son incurabilité, il faut avouer qu'en somme, il ne porte aucune perte sérieuse au cultivateur, à moins que la victime ne soit de race étrangère.

D'après une statistique aussi exacte que possible, on compte en moyenne, dans nos départemens méridionaux, *deux* cas de tournis sur *cent* bêtes à laine ; mais la valeur de la peau, de la laine et de la viande pour l'usage du ménage, réduisent presque à rien la perte que l'on éprouve.

Cependant, si le cultivateur est désireux de tenter la cure du tournis, je lui recommande, dès le début, l'application du feu en raies sur tout le crâne.

DU RHUME.

Cette maladie, appelée *morve* (*enflommat*), est toujours épizootique et s'observe pendant les hivers rigoureux, quelquefois même pendant l'été, après certaines dépaissances nocturnes ou après un parcours sur des chemins couverts de poussière.

Symptômes. — Dès les premiers jours de la maladie,

on constate un état fiévreux qui cesse sitôt que le jetage commence ; en même temps, les bêtes à laine reprennent leur appétit et leurs forces. Cet écoulement du nez, qui persiste pendant l'hivernage, se dissipe naturellement au retour de la belle saison ; néanmoins, il est sage de soumettre le troupeau à un traitement.

Soins. — Quelques fumigations aromatiques faites dans la bergerie, quand le troupeau y séjourne, et quelques provendes avec le sel, le son et la fleur de soufre, soulagent bientôt les bêtes à laine.

DE L'INDIGESTION.

Les bêtes à laine, affranchies de tout travail et prenant, dans le plus parfait repos, soit au râtelier, soit dans les champs, le temps nécessaire à leur repas et à leur digestion, sont moins exposées que le gros bétail aux indigestions.

Causes. — Il arrive néanmoins qu'au retour du printemps les troupeaux, quittant alors la nourriture sèche, se jettent avec avidité sur les herbes fraîches et en mangent surabondamment, si le berger inexpérimenté ne s'y oppose. Bientôt ces plantes, introduites dans la panse, affaiblie par la mauvaise nourriture hivernale, y fermentent et déterminent *l'indigestion gazeuse*, ou *météorisation*.

Cet accident est beaucoup plus dangereux en automne quand les troupeaux paissent sur des regains couverts de rosée blanche, et lorsque le vent du midi souffle ou que les plantes ont déjà subi quelques heures de fanage.

Symptômes. — Immobilité, allongement du cou, élévation des flancs, yeux saillans, bouche entr'ouverte, efforts pour uriner ou pour vomir, suffocation, si l'on ne porte de prompts secours.

Soins. — Mêmes soins que pour l'espèce bovine ; seulement la dose de l'éther doit être d'une cuillerée à soupe, et celle de l'alcali d'une demi-cuillerée environ ; toutefois, on répète la dose, si le cas l'exige. Quelquefois, en arrosant le flanc gauche avec de l'eau froide et en pressant légèrement les flancs, le doigt étant dans la bouche, on combat avec succès l'indigestion venteuse simple.

DE LA DIARRHÉE.

Il arrive quelquefois, dans les mois de mars et d'avril, que les troupeaux, pâturant sur des terrains bas et humides, sont affectés d'un flux intestinal nommé *foire grise*. Cette première variété de l'inflammation des intestins se montre et agit sans fièvre sur les bêtes à laine les plus faibles.

Soins. — Le plus souvent, ce flux disparaît sans traitement ; mais comme il porte un préjudice notable par la diminution du lait, il faut employer le vin à la dose d'un demi-verre par tête, ou bien une provende avec le son et le sel, auxquels on ajoute 1 kilogramme de gentiane en poudre, pour cent bêtes.

Quand la diarrhée prend un caractère inflammatoire, suivi bientôt d'une grande faiblesse et d'un flux noirâtre et infect, on doit changer le troupeau de pâturages et administrer aux bêtes malades, pendant toute la période de l'inflammation, des tisanes adoucissantes et des lavemens avec la décoction de mauves ; il faut aussi recourir aux provendes toniques, dès les premiers signes de faiblesse. Dans ce dernier cas, l'eau ferrée est très utile ; à la provende sus-indiquée, on peut joindre 1 demi-kilogramme de sulfate de fer pulvérisé.

DE LA FIÈVRE CHARBONNEUSE.

Les caractères et les causes du charbon des bêtes à laine n'offrent que peu de différence quand on les compare avec le charbon de l'espèce bovine ; le traitement est encore le même ; mais au lieu de tumeurs, on constate sur les bêtes à laine de petites taches brunes qui se montrent à la peau et sous les paupières. Quelquefois aussi la tête et le pis se tuméfient et prennent une couleur d'un rouge violet ; la grangrène s'en empare bientôt, et l'animal meurt dans peu de temps.

C'est par l'observation rigoureuse des règles d'une bonne hygiène et de la police sanitaire, que le cultivateur peut prévenir, arrêter cette terrible affection. Aussi je redirai encore, en cette ciconstance, cette vérité que l'on ne saurait jamais assez répéter : *L'hygiène est la vraie médecine.*

DU SANG DE RATE.

Le sang de rate, *maladie de sang, coup de sang, pisse-sang, etc.*, occasionne des pertes annuelles dans les localités où les troupeaux reçoivent une nourriture abondante et très substantielle.

Causes. — Cette maladie est encore plus fréquente dans les contrées calcaires et non boisées, parce que les plantes qui y végètent, renfermant dans un petit volume, une grande proportion de principes nutritifs qui enrichissent le sang ; par contre, elle est rare dans les localités où le sol est frais et les plantes aqueuses, et où l'on ne cultive ni les plantes fourragères légumineuses, ni la luzerne, ni le trèfle.

Dans toutes les saisons de l'année, le sang de rate fait bien quelques victimes, choisies toujours parmi les plus belles et les plus vigoureuses ; mais c'est à la fin du régime d'hiver, dans les mois d'avril, mai, juin et pendant l'été, surtout quand les troupeaux paissent aussi sur les chaumes, que l'on constate le plus de mortalités. Enfin l'automne arrive, la nourriture des champs est plus aqueuse, plus tempérante, et la maladie disparaît.

Symptômes. — Le sang de rate se manifeste subitement ; la bête à laine la plus pétulante reste tout-à-coup immobile, s'allonge et tremble sur ses membres ; rend un peu de sang par les urines, par les naseaux et tombe comme une masse pour ne plus se relever.

Soins. — Si quelquefois on est assez heureux pour saisir le mal dans son début, une ample saignée est le remède le plus prompt, le plus salutaire ; mais quand on n'a pu *deviner la maladie* et qu'elle est caractérisée, rien ne peut la combattre ; elle est toujours mortelle. Il faut avoir recours aux soins préservatifs.

A cet effet, dès l'apparition de la maladie dans un troupeau, il faut pratiquer une saignée à toutes les bêtes à laine, les soumettre à un régime tempérant, et les faire émigrer dans des pâturages frais, naturels et boisés. C'est dans le courant d'une dizaine de jours que l'on peut apprécier l'efficacité de ces moyens.

D'un autre côté, pour prévenir l'invasion du *sang de*

rate dans les contrées (les Causses, par exemple) qui le favorisent, le cultivateur doit s'occuper du gouvernement de ses troupeaux, bien régler leur nourriture, la varier, donner une ration de betteraves pendant l'hivernage et saigner de temps en temps, pendant la belle saison, les animaux les plus hardis et les plus vigoureux. On supprimera l'usage du sel et on évitera les effets des chaleurs caniculaires.

DE LA POURRITURE.

La pourriture, *cachexie aqueuse*, *goître*, *bouteille*, *foie pourri*, *mal de foie*, *gomadure*, *gastièro*, est toujours une maladie euzootique et épizootique ; elle n'est ni héréditaire, ni contagieuse ; elle s'observe de préférence dans les localités basses, humides, marécageuses et exposées aux inondations ; les troupeaux mal entretenus en sont les premières victimes.

Causes. — La pourriture est entièrement différente du sang de rate dans ses causes et dans ses effets. Du reste, on sait très bien que la faiblesse de la constitution des bêtes à laine se prête naturellement et souvent sans résistance avantageuse à tout ce qui tend, en quelque sorte, à l'affaiblir davantage.

Les causes qui contribuent à cet affaiblissement sont le passage subit d'une nourriture sèche et substantielle à un régime exclusif d'herbes aqueuses et peu nutritives ; la transition subite d'un climat où l'air est froid et sec dans une contrée chaude et humide ; les dépaissances continuelles sur des terrains brouillardés, et principalement sur les regains couverts de rosée blanche ; le pacage sur des sols humides ; l'introduction dans les estomacs, après quelques jours de privation, d'une grande quantité d'eau provenant de la fonte des neiges, etc.

Toutes ces causes facilitent le développement des vers (hydatides vésiculaires) dans différens organes, et surtout dans le foie. Ces organes se décomposent lentement, et plus tard la mort s'ensuit. Ainsi, la pourriture contractée en automne se couve ordinairement tout l'hiver et fait d'affreux ravages au retour de la belle saison.

Symptômes. — Marche languissante ; les vaisseaux du blanc de l'œil se ternissent, les gencives se décolorent et jaunissent, l'animal ne fait aucune résistance à la main qui le saisit, la tumeur dite *bouteille* ou *barbe* par les bergers apparaît sous la ganache, se dissipe quelquefois pendant la nuit, pour reparaître le lendemain au soir.

Soins. — Il est constant que la pourriture, parvenue à un certain degré, est incurable, malgré l'emploi de tous les remèdes simples et composés employés jusqu'à ce jour. C'est donc dans la première période de la maladie qu'il faut l'attaquer vivement, ou bien se résoudre à la vente immédiate du troupeau.

Parmi une foule de remèdes que j'ai mis en usage, mon expérience m'a confirmé plusieurs fois les bons effets d'une recette que nous a laissée l'habile praticien feu Froment. En voici la formule, extraite du *Propagateur aveyronnais* : Faites cuire, pendant une demi-heure, dans un seau d'eau pour quarante bêtes à laine 1 demi-kilogramme de gentiane en poudre, 40 grammes d'écorce de saule, 100 grammes de genêts verts ; ajoutez à cette décoction et laissez infuser pendant quelques minutes 30 poignées de baies de genièvre, 1 demi-kilogramme de baies de laurier, 1 kilogramme de suie de cheminée,

160 grammes sel de nitre et quelques poignées de menthe, sauge, thym et serpolet.

Après avoir retiré le vase du feu, mettez-y 5 kilogrammes de vin et de vinaigre ; au bout d'une heure, décantez le liquide et mettez-y 15 à 18 litres d'avoine que vous y laissez jusqu'au lendemain. Pour prévenir la répugnance des bêtes à laine pour ce grain ainsi imbibé, il faut le leur donner avec du sel et du sulfate de fer ; il est alors pris avec une grande avidité.

Il faut réitérer ce remède quatre ou cinq fois, un jour entre autre. Après l'administration de ces provendes, il faut purger le troupeau avec une décoction d'écorce de sureau, de racines de fougère et d'aloès ; il en faut deux verrées pour chaque brebis : le régime journalier doit être tonique.

A l'égard des soins préservatifs, le cultivateur doit éviter les causes sus-relatées ; il doit insister sur l'emploi du sel, et les troupeaux n'iront jamais pâturer à jeun.

Dans une localité où existent les causes de la pourriture et où les troupeaux étaient renouvelés tous les ans, j'ai déjà constaté les bons effets du fourrage plâtré à titre de préservatif ; j'en poursuis les expériences.

DE LA CLAVELÉE.

La clavelée, *picote*, *claveau*, *claviau*, *variole*, *rougeole*, *petite vérole*, est une maladie éruptive, particulière aux bêtes à laine, très meurtrière et éminemment contagieuse.

On doit désigner par le nom de *claveau* le liquide clair et sans odeur, qui se développe dans l'intérieur des boutons claveleux, et qui, déposé sur une partie vivante de la peau, fait naître une clavelée plus régulière et plus bénigne. C'est à cette importante opération qu'on a réservé la qualification de *clavelisation*.

Causes. — Les causes de la clavelée sont particulièrement : l'introduction dans un troupeau d'une ou plusieurs bêtes atteintes de la maladie, le passage d'un troupeau sain sur les traces d'un troupeau malade, la circulation des bouchers, des bergers, des guérisseurs, qui ont manié des animaux claveleux; le voisinage d'une bergerie, d'un parc, d'un pâturage servant à un troupeau malade, surtout lorsque le troupeau sain est sous la direction du vent. Quelquefois aussi la clavelée peut se déclarer spontanément.

Symptômes. — Tristesse, abattement, perte de l'appétit, chaleur de la peau, yeux rouges et larmoyans, tête basse, rapprochement des quatre membres, apparition de boutons sur les parties dépourvues de laine.

Soins. — Séquestration des malades, et procéder de suite à la clavelisation de tout le troupeau. A cet effet, on prend un animal malade dont les boutons claveleux vont atteindre le degré de maturité; on les ouvre, on y trempe le bout d'une lancette, avec laquelle on fait aussitôt une légère piqûre à la peau de la face interne des cuisses de l'animal que l'on veut claveliser. Si le troupeau est en pleine santé, on le tiendra à un régime rafraîchissant; s'il est maigre ou faible, la nourriture sera fortifiante; si l'opération a lieu pendant l'hiver, il faudra éviter la pluie et le froid.

DE LA GALE.

Sous le rapport de la mortalité, comme lorsqu'on désire avoir de beaux agneaux, de la graisse, du lait et de la laine, la gale est un véritable fléau pour un troupeau. Le cultivateur doit donc s'en débarrasser au plus vite, puisqu'il n'a pas eu la précaution de la prévenir. Les causes de cette maladie sont les mêmes que celles de la gale du gros bétail.

Soins. — Une foule de remèdes guérissent la gale, mais la plupart attaquent les qualités de la laine ; ainsi, l'huile de cade, l'huile empyreumatique, le goudron, l'essence de térébenthine, les préparations de cuivre en solution dans l'eau ou le vinaigre, la solution de sulfure de potasse, les préparations mercurielles et les lotions ferro-arsénicales de Teissier détériorent la laine, la jaunissent, la durcissent, la rendent cassante et impropre à certains usages.

Pour obvier à tous ces graves inconvéniens, il faut laver et lotionner, dès l'apparition de la gale dans un troupeau, toutes les bêtes qui le composent, qu'elles soient galeuses ou saines, avec de fortes décoctions de tabac à fumer, ou bien de racine fraîche d'ellébore ; on tiendra les bergeries propres, et on administrera pendant quelques jours une provende d'avoine saupoudrée de sel et de fleur de soufre. De cette manière, on atteint tous les endroits galeux et on prévient la maladie sur les bêtes saines.

Si la gale persiste, si elle se propage, ce qui arrive souvent à la belle saison, il faut avancer la tonte et employer le traitement sus-indiqué ; alors les résultats sont toujours satisfaisans.

Mais quand la gale est ancienne et invétérée, lorsque, par exemple, un troupeau en est infesté depuis deux ou trois ans, avec maigreur, chute complète de la toison, pâleur et infiltration des yeux, croûtes épaisses et dégoûtantes, il faut alors mettre en usage *les lotions de Teissier*, un peu modifiées, pour la dose de l'arsenic, par le savant Lafond. Déjà, depuis plusieurs années, j'en fais de fréquens emplois, et j'en ai obtenu des succès merveilleux, sans avoir eu à déplorer aucun cas d'empoisonnement. En voici la composition et la manière de s'en servir :

Prenez 1 kilogramme d'arsenic, 12 kilogrammes et demi de sulfate de fer ou couperose verte, et 94 litres d'eau pour cent bêtes à laine ; mettez ces drogues dans une chaudière, faites bouillir jusqu'à réduction des deux tiers, remettez autant d'eau qu'il y en a d'évaporée ; laissez encore bouillir un instant, retirez et versez dans un cuvier.

Pour employer ce remède, on place une partie du troupeau nouvellement tondu dans un parc qui soit établi sur de la terre nue ; on approche successivement chaque animal du cuvier ; trois hommes le saisissent ; un lui tient les jambes de derrière, un autre celles du devant, et le troisième empêche le liquide d'entrer dans les oreilles. On le plonge deux fois dans le cuvier, et on le frotte avec de bonnes brosses sur tout le corps. Un seul bain a toujours guéri.

Il est prudent que le cultivateur préside à cette opération ; il ne faut pas laisser refroidir les animaux. Il est encore prudent que les hommes aient les mains couvertes de gants.

DES FRACTURES.

Dans les bêtes à laine, les fractures de la jambe sont assez communes ; il, en est de même chez le porc et chez le chien.

Soins. — On étend l'os rompu de manière que les deux parties se trouvent disposées en droite ligne ; il faut ensuite appliquer sur la réunion des deux bouts fracturés trois ou quatre petites éclisses de bois préparées d'avance ; on les couvre d'un mélange de suie de cheminée et de blanc d'œuf battus ensemble, et on enveloppe le tout avec des étoupes que l'on serre assez pour contenir l'appareil, mais en évitant cependant une trop forte compression, qui pourrait causer la gangrène. Il faut mettre l'animal seul sur une bonne litière, et lui donner du fourrage sur le sol ou dans une mangeoire basse ; ainsi traité, il ne tarde pas à marcher.

L'appareil contentif suivant, très simple et d'une application facile, présente d'excellens résultats : on compose avec le sang de bœuf ou de mouton et la chaux éteinte par l'air, pulvérisée et tamisée, un mastic auquel on donne une consistance d'onguent ; on prépare une forte bande de toile, d'une longueur et d'une largeur proportionnées à la surface que l'on doit embrasser ; la fracture réduite, on applique immédiatement sur la peau une corniche de mastic ; l'on place la bande que l'on serre modérément, et on met par-dessus une nouvelle couche de mastic beaucoup plus épaisse que la première. Deux ou trois heures après son application, l'appareil est sec ; sa consistance est si forte que l'on a de la peine à l'entamer avec un couteau ; la chaleur le resserre, l'humidité, l'eau même, n'ont sur lui aucune action. Dès le lendemain de l'application, les animaux peuvent être mis en liberté, et ils guérissent parfaitement dans quatre ou cinq semaines.

CHAPITRE IV.

Des maladies du Porc.

DE L'INDIGESTION.

La voracité insatiable du porc, qui le porte à manger toutes les substances végétales et animales qui se trouvent sur son passage, ou qu'on lui présente, explique assez la cause et la fréquence de l'indigestion ; les porcs d'engrais, dont la nourriture est saine et réglée, en sont exempts.

Symptômes. — Dégoût, extrême voussure du dos, frissons, fréquens efforts pour vomir.

Soins. — Breuvages avec une décoction de camomille et vingt gouttes d'éther, lavemens avec l'eau de son, tenir l'animal très chaudement. Si, dans le courant du deuxième jour, la maladie n'a pas cédé à ces soins, il survient une diarrhée incurable qui fait périr le porc.

DE LA FIÈVRE CHARBONNEUSE.

Cette maladie, qui porte vulgairement les noms de *rouget, mal rouge,* est euzootique ou épizootique ; elle est contagieuse et ravage tous les ans les porcheries d'un grand nombre de cultivateurs.

Causes. — Les mauvais alimens, la malpropreté des toits à porc, la contagion et la mauvaise habitude de laisser ces animaux se vautrer dans les boues croupissantes sans être nettoyés et lavés, sont, d'après moi, les causes du rouget.

Symptômes. — Quelquefois la maladie attaque les porcs avec une force et une promptitude invincibles : l'apparition de taches rougeâtres devenant de plus en plus foncées sous le ventre, le cou et au dedans des cuisses, précède la mort de quelques instans ; d'autres fois, l'animal est abattu, il reste toujours couché, refuse tous les alimens, et si, du deuxième au troisième jour environ, les soins que l'on aura mis en usage ont été sans effet, le porc grince des dents, tremble, les taches apparaissent et il succombe au milieu d'affreuses convulsions.

Soins. — Séquestration du malade, trochisque au poitrail, breuvage avec une décoction d'oseille dans laquelle on aura fait dissoudre un peu de camphre, du nitre et du cristal minéral, friction avec le vinaigre chaud le long de l'épine dorsale, fumigations aromatiques, lavemens avec l'eau de mauves légèrement acidulée.

Si le trochisque produit un engorgement satisfaisant, l'animal offre quelques chances de guérison ; dès cet instant, il faut se contenter d'administrer les breuvages et lavemens précédens, et mettre le porc à l'eau blanchie avec de la farine d'orge ou de seigle. Quand l'engorgement disparaît au bout de quelques heures, il faut abandonner le malade.

A titre de préservatif, il faut donner souvent du camphre, du sel de nitre et du cristal minéral, administrés à petite dose, dans une décoction de chicorée amère ; il faut assainir les porcheries par des fumigations désinfectantes et par une extrême propreté ; il faut enfin mépriser toutes ces drogues secrètes que des guérisseurs et des apothicaires débitent et affichent partout.

M. Monseignat du Cluzel n'a plus le mal rouge dans ses porcheries ; il attribue à l'emploi préservatif de l'oseille à forte dose l'absence de cette maladie.

DE L'ESQUINANCIE.

L'esquinancie, *étranguillon*, *mal de gorge*, est une maladie très dangereuse dans tous les animaux domestiques, mais principalement sur le porc ; elle l'attaque tout-à-coup et souvent ; elle peut le tuer dans quelques instans quand elle revêt le caractère gangreneux et contagieux.

Causes. — Le séjour sous des toits humides remplis de fumier et mal aérés, les brouillards épais et fétides, et la privation d'eau dans les temps secs et chauds, sont les causes ordinaires de l'esquinancie.

Symptômes. — Abattement, respiration pénible, sifflante ; voix rauque, convulsion de la tête, enflure du cou ; le groin devient d'une couleur plombée, la langue et l'intérieur de la bouche sont remplis de taches noirâtres.

Soins. — Saignée aux oreilles, séton humecté d'essence de térébenthine à travers l'enflure du cou ; au moyen d'une seringue, injections d'eau miellée dans la bouche ;

lavemens avec les mauves, fumigations avec la vapeur de sucre sous le nez. Si le séton ne produit aucun effet, il faut ouvrir l'enflure en croix et cautériser ; gargarismes avec du vin dans lequel on aura fait dissoudre de l'éxtrait de genièvre.

DE LA SOIE.

La soie, *sédo*, *pial*, *piquo*, a son siége à l'un des côtés du cou, quelquefois aux deux, et près de la gorge ; elle est due à la présence de plusieurs soies réunies ensemble, qui, après avoir traversé la peau, s'enfoncent progressivement à travers les autres, parviennent dans l'arrière-bouche et font périr l'animal par suffocation. Les causes de la soie sont celles du rouget.

Symptômes. — Houppe ou petits paquets de soies proéminentes à la partie affectée et désignée plus haut. Cette houppe est environnée d'une ligne rougeâtre devenant de plus en plus noire et démontrant particulièrement l'existence de la maladie ; violentes douleurs quand on tiraille la houppe ; tristesse, dégoût, bouche brûlante et baveuse, cris plaintifs, tremblemens de la mâchoire inférieure.

Soins. — L'application d'un bouton de feu à l'endroit où existe la houppe arrête parfois les progrès de la maladie ; dans le cas contraire, on extirpe la petite tumeur, on cautérise et on recouvre la plaie avec de la vieille graisse. Le porc sera tenu proprement et chaudement ; pendant quelques jours, on le soumettra à un régime rafraîchissant.

DE LA LADRERIE.

La ladrerie est caractérisée par de petites vessies blanches, semblables à des pois, et qui ne sont autre chose que des *vers* connus sous le nom de *cysticerques celluleux*; elle est héréditaire et non contagieuse. Les sangliers n'y sont pas sujets.

Causes. — La stabulation malsaine, les alimens mauvais et le manque d'eau pour se baigner en été, sont les causes occasionnelles de la ladrerie; les causes prédisposantes sont l'hérédité.

Symptômes. — Faiblesse, peau dure et épaisse; les soies s'arrachent facilement; apparition de petites vésicules sous les paupières, dans la bouche, à la langue et à ses bords; appétit ordinaire, graisse mollasse, diarrhée; peu à peu la faiblesse augmente, l'air expiré répand une odeur infecte, les membres s'engorgent; assoupissement et la mort dans quelques heures.

Soins. — On peut mettre en usage la saignée, le trochisque, les mercuriaux, l'antimoine, le soufre, le lavage avec l'extrait de saturne, etc.; mais il est rare d'obtenir une guérison; il faut s'attacher aux moyens préservatifs et éloigner de la reproduction les porcs atteints ou suspects d'être atteints de cette maladie.

DU RENVERSEMENT DE LA MATRICE.

Le déplacement de la matrice est très fréquent chez les truies qui mettent bas pour la première fois. Les parts laborieux, les efforts continuels avant et après la délivrance, certaines manipulations maladroites, en sont les principales causes.

Soins. — Il faut coucher la truie, mettre la matrice dans un plat, la lotionner avec de l'eau tiède, en opérer la réduction en poussant doucement peu à peu, et au moyen des doigts huilés, premièrement les cornes, ensuite la matrice elle-même, et retenir le tout au moyen d'une petite vessie de porc, que l'on fait gonfler après l'avoir placée dans la vulve et le vagin, ou bien au moyen d'un cordage à peu près conforme à celui qui a été indiqué pour la vache ; mais alors il faut museler la truie, sans quoi elle arrache tout.

DE LA TEIGNE.

Les cochonnets qui têtent une mère nourrie trop substantiellement et les jeunes porcs sevrés, auxquels on donne des alimens trop échauffans, sont exposés à une éruption de larges pustules autour des yeux et des oreilles. Ces pustules forment des croûtes brunâtres, sous lesquelles se trouve un liquide visqueux qui se dessèche au contact de l'air. Dans les campagnes, cette maladie porte le nom de *toro*.

Soins. — Administrer à la truie mère, par jour, 10 grammes de sel avec 10 grammes d'antimoine, et diminuer sa ration ; faire prendre aux petits des boissons tempérantes ; lotionner souvent les oreilles avec de l'eau saturnée et imbiber les yeux, qui sont toujours collés, avec un petit linge de toile trempé dans du lait tiède.

CHAPITRE V.

Des maladies du chien.

DU CATARRHE DU NEZ.

Cette maladie, dite encore *morve*, *rhume*, *maladie des chiens*, attaque la majeure partie des jeunes chiens; elle est quelquefois épizootique, se complique de l'ophthalmie (*mal des yeux*) et d'une vive inflammation des voies digestives et urinaires; enfin elle n'attaque ces animaux *qu'une seule fois*, et ses causes sont très obscures.

Symptômes. — Dégoût, tristesse, nonchalance, chaleur du corps, enchifrènement, yeux chassieux, mucosités jaunâtres obstruant les narines, nausées, vomissemens, bouche baveuse, infection des urines, constipation ou diarrhée.

Soins. — Mille remèdes ont été inventés et employés pour guérir ou pour prévenir cette maladie, et la plupart ont subi le sort de tous les remèdes secrets ou spécifiques. D'après l'expérience raisonnée, il faut s'attacher au traitement suivant :

Diète plus ou moins rigoureuse, soupes maigres ou laitage, chenil propre et chaud, injections d'eau de mauves dans les naseaux, lavemens adoucissans; si la fièvre est trop forte, on pratiquera une saignée; si, au contraire, la maladie marche avec lenteur, on placera un séton au cou, et on administrera à jeun 20 ou 40 grammes de sirop de Nerprun; ces soins, mis en usage dès le début, offrent toujours de grandes chances de succès et préviennent les complications.

DE LA RAGE.

Cette affection terrible jette annuellement l'épouvante dans les campagnes et dans les villes ; quelquefois, heureusement, cette épouvante n'est qu'illusoire, car, en maintes circonstances, il suffit de trouver un chien peureux, errant ou égaré, pour qu'on le regarde comme *enragé*. Aussi dois-je quelques explications positives sur ce sujet.

Causes. — La rage peut être *spontanée* ou *communiquée* ; elle est *spontanée* quand elle se déclare sans cause évidente ; elle est *communiquée* quand elle est la suite d'une morsure d'un chien enragé. C'est ordinairement pendant les fortes chaleurs de l'été que l'on voit dans notre pays des chiens attaqués de cette maladie ; les chats, les renards, les loups n'en sont point exempts.

Symptômes. — Abattement, regard fixe et farouche, oubli de la voix du maître, fuite du logis, marche continue en ligne droite, hurlemens entrecoupés, convulsions subites à l'aspect de l'eau, gueule béante et écumeuse, attaque morne et instantanée contre son semblable et contre d'autres animaux, surdité.

Soins. — Abattre les animaux enragés et soigner ceux qui viennent d'être mordus de la manière suivante : laver la plaie avec de l'alcali ou de l'urine, laisser couler le sang et bien essuyer avant d'appliquer fortement le fer rouge. Quand l'escarre tombe, on panse la plaie avec une décoction aromatique, et on séquestre ces animaux pendant cinquante jours.

TROISIÈME SECTION.

Mesures préservatrices et sanitaires contre les Maladies épizootiques et contagieuses.

⁂

1° Éviter, autant que possible, toutes les causes connues et probables de tout accident, de toute maladie;

2° Empêcher toute communication du bétail sain avec le bétail malade, isoler même et séparer les animaux malades, quoique de la même espèce;

3° Les faire soigner par des personnes différentes, avec défense expresse d'entrer dans les étables saines;

4° Nettoyer et laver à l'eau bouillante et puis à l'eau de chaux le local qu'ont habité les animaux malades, y pratiquer des fumigations avec le gaz chlore ou nitreux;

5° Désinfecter tous les harnais, tous les instrumens qui ont servi en cette occasion;

6° Enterrer les animaux morts à 3 mètres et demi de profondeur, pour le gros bétail, et à 1 mètre 40 centimètres pour les petits animaux;

7° Faire sortir le fumier, matin et soir, et l'enterrer de suite dans des fosses profondes;

8° Brûler tous les fourrages et les litières touchés et flairés par les animaux malades;

9° Éviter tout accouplement entre un animal sain et

un autre animal atteint ou suspecté d'être atteint d'une maladie contagieuse ;

10° Empêcher toute introduction de bestiaux étrangers à la ferme ;

11° Eloigner les mendians , les marchands et les empiriques ;

12° Tenir à l'attache les chiens ;

13° Ne pas conduire du bétail dans les foires et marchés , quand une épizootie règne dans des cantons voisins ou qu'elle s'en approche ;

14° Fuir les pâturages traversés par des troupeaux infectés ;

15° S'éloigner du voisinage des fosses des animaux morts de l'épizootie ;

16° Prendre beaucoup de précautions quand on manipule les cadavres ;

17° D'après les lois, décrets et règlemens , faire à l'autorité locale la déclaration que telle maladie épizootique et contagieuse vient de se déclarer ;

18° Demander le recensement de tout le bétail de la commune , afin d'en empêcher la sortie ou la vente ;

19° Demander le cantonnement des troupeaux infectés ;

20° Tuer et faire enterrer de suite, d'après la loi du 19 juillet 1791 , tous les animaux errant dans les campagnes , quoiqu'ils n'aient aucun symptôme de l'épizootie régnante ;

21° Dénoncer les personnes qui jettent sur la voie publique les animaux morts, ou qui les gardent long-temps dans les étables;

22° Empêcher leur dépouillement, si l'épizootie est contagieuse, et faire même taillarder la peau, pour éloigner les équarrisseurs;

23° Faire passer à l'eau de chaux les peaux des animaux suspects de contagion, avec cette précaution de les enfouir si la contagion est constatée;

24° Ne pas donner aux chiens les viandes des animaux morts de maladies contagieuses;

25° Ne faire aucun usage du lait de ces animaux.

D'un autre côté, MM. les Maires des campagnes négligent ordinairement de demander et de faire exécuter toutes les prescriptions que la loi met en leur pouvoir, surtout *l'interdiction des foires et marchés*, ou bien *l'examen sévère de tous les animaux qui y arrivent*, lors de l'existence d'une maladie contagieuse. Peut-être ces magistrats ne possèdent pas tous les documens sur cette matière; mais il est de toute évidence que l'autorité supérieure se ferait un devoir de les leur faire parvenir si la demande lui en était adressée.

Cette simple observation doit me dispenser de détailler plus au long les mesures de police sanitaire; il appartient à l'administration de les compléter et de veiller à leur exécution; enfin, pour terminer ce simple aperçu sur les principales mesures préservatrices et sanitaires, je dois citer au cultivateur les articles suivans du Code pénal:

ARTICLE 469.

Tout détenteur ou gardien d'animaux ou de bestiaux *soupçonnés* d'être *infectés* de maladies contagieuses, qui n'aura pas averti sur-le-champ le maire de la commune où ils se trouvent, et qui même, avant que le maire ait répondu à l'avertissement, ne les aura pas tenus enfermés, sera puni d'un emprisonnement de six jours à deux mois, et d'une amende de 16 francs à 200 francs.

ARTICLE 460.

Seront également punis d'un emprisonnement de deux mois à six mois et d'une amende de 100 fr. à 500 fr. ceux qui, au mépris des défenses de l'administration, auront laissé leurs animaux ou bestiaux infectés communiquer avec d'autres.

ARTICLE 461.

Si de la communication mentionnée au précédent article il est résulté une contagion parmi les autres animaux, ceux qui auront contrevenu aux défenses de l'autorité administrative seront punis d'un emprisonnement de deux ans à cinq ans, et d'une amende de 100 francs à 1,000 francs, le tout sans préjudice de l'exécution des lois et règlemens relatifs aux maladies épizootiques et de l'application des peines y portées.

ARTICLE 475.

Seront punis d'une d'amende depuis 6 francs jusqu'à

10 inclusivement ceux qui auront laissé divaguer des animaux malfaisans ou féroces, ceux qui auront excité ou n'auront pas retenu leurs chiens lorsqu'ils attaquent ou poursuivent les passans, quand même il n'en serait résulté aucun mal ni dommage. *(Avis aux Bergers.)*

ARTICLE 479.

Seront punis d'une amende de 11 francs à 15 francs inclusivement ceux qui auront occasionné la mort ou la blessure d'animaux ou bestiaux appartenant à autrui, par l'effet de la divagation d'animaux malfaisans ou féroces.

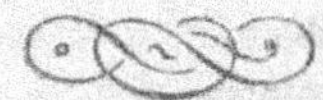

PRIX DES INSTRUMENS ET DES MÉDICAMENS LES PLUS USITÉS.

Aiguille à séton..	2 fr.	50 c.
Bistouri..	1	50
Flamme double..	4	»
Seringue..	8	»
Trocar..	5	»
Alcali volatil..	2	» le kil.
Aloës succrotin..	»	80
Antimoine..	1	20
Arsenic blanc..	1	60
Camphre..	7	»
Camomille..	3	»
Canelle de Chine..	3	50
Essence de térébenthine..	1	50
Extrait de genièvre..	1	60
Ether sulfurique..	7	»
Fleur de soufre..	»	75
Huile empyreumatique..	1	20
Onguent ægyptiac..	3	50
Poudre de gentiane..	1	50
Racine de gentiane..	»	70
Sel de Glauber..	»	60
Sel de nitre..	2	»
Soufre gris..	1	50
Sulfate de fer (couperose verte).	»	40
Teinture de cantharides.	7	»
Thé vert..	12	»
Vitriol bleu..	1	»

EXPLICATION DES ÉPIS OU ÉCUSSONS (1).

Le système Guénon, par la multiplicité *de ses ordres*, *sections et subdivisions*, fatigue trop l'intelligence du cultivateur ; le professeur Magne en a simplifié l'exposition par *quatre classes* de vaches laitières : *excellentes, bonnes, médiocres* et *mauvaises*.

Par cette classification, on réunit dans la même catégorie toutes les vaches qui ont à peu près la même quantité de lait, sans être forcé d'ajouter aux nuances de l'écusson plus d'importance qu'elles ne méritent.

Maintenant, pour simplifier au cultivateur l'étude des caractères des bonnes laitières *par les écussons*, il faut se rapporter aux principales formes de *ces mêmes écussons*, car le nombre infini de leurs modifications l'empêcherait de distinguer les unes des autres.

1° Dans les vaches *excellentes*, l'écusson est ordinairement représenté par les figures 1, 7, 10, 11 ;

2° Dans les vaches *bonnes*, par les figures 2, 3, 4, 5, 8, 9, 12 ;

3° Dans les vaches *médiocres*, par les figures 6, 13, 14, 15, 19 ;

4° Dans les vaches *mauvaises*, par les figures 16, 17, 18.

---

(1) Pour plus amples détails, voir le *Traité sur le choix des vaches laitières*, etc., par M. Magne, professeur à l'école d'Alfort. — Prix : 2 fr. A Toulouse, chez Gimet.

Les petits écussons supérieurs sont le plus souvent ovales *(fig. 5, a, a)*, ou carrés oblongs *(fig. 6, c, c)*.

La discontinuité de l'écusson au centre *(fig. 3, 6)* indique une diminution dans le produit des mamelles.

NOUVELLE INSTRUCTION PRATIQUE

SUR

L'INDUSTRIE FROMAGÉRE DE ROQUEFORT (1).

La race des brebis qui concourent à la fabrication du fromage de Roquefort est d'une origine très ancienne. Le Larzac, ce vaste plateau calcaire élevé à 750 mètres au-dessus du niveau de la mer, en fut le berceau.

De tous les temps traditionnels, cette race primitive s'est rendue recommandable par la petitesse de sa tête, de sa taille, de son ossature, par la forme régulière de son corps, par la largeur de ses reins, de sa croupe, par l'ampleur de ses mamelles, par sa laine onctueuse et frisée.

A diverses époques, on a voulu imprimer quelques modifications à ces beaux caractères ; ainsi, sur plusieurs troupeaux du Larzac et des Causses de l'arrondissement de Saint-Affrique, la tête devint un peu busquée, le fanon plus tombant, la queue plus courte, l'on trouvait aussi quelques rudimens de cornes.

La cause de ces légères différences, aujourd'hui presque effacées, s'expliquait par l'emploi des béliers ache-

---

(1) C'est sur la demande d'un grand nombre de cultivateurs des arrondissemens de Millau et de Saint-Affrique que cette instruction, publiée cette année dans le *Bulletin de la Société d'agriculture de l'Aveyron,* trouve ici une place.

tés dans le Languedoc, qui conservèrent assez long-temps certains caractères de la véritable race mérine, importée dans le midi de la France en 1786.

Pendant, et sur la fin des guerres de l'Empire contre l'Espagne, une des illustrations de notre pays, l'honorable général Solignac, fut la cause innocente d'une révolution bien désastreuse sur des troupeaux indigènes, par l'importation hâtive de deux superbes troupeaux mérinos, car alors de riches propriétaires, trop zélés imitateurs d'un voisin encore étranger à l'économie rurale, voulurent aussi remplacer la race indigène par la race mérine ; mais cette dernière survécut peu d'années : les maladies la décimèrent ; elle ne put résister au froid ni à l'humidité ; les laitières tarissaient un mois après l'agnelage.

Pouvait-il en être autrement, quand ces mérinos, quittant les plaines fertiles de Ségovie, une douce et chaude température, étaient *brusquement* transplantés sur une terre étrangère, dans des localités élevées, sans abris et presque arides, où ils restaient exposés aux fréquentes variations atmosphériques, où ils étaient soumis à une nourriture peu substantielle et parcimonieuse, surtout lorsque la paille était leur seule alimentation hivernale ?

Dans ces mêmes temps, d'autres agriculteurs, sans avoir aussi, au préalable, introduit une bonne agriculture fourragère, se livrèrent à des croisemens par les béliers mérinos, dans le but très louable d'améliorer le lainage de la race indigène.

Tout d'abord, ces métissages offrirent de bons résultats, à l'égard du tassé et de la finesse de la laine, tandis que *la qualité essentielle, la qualité de bonne lai-*

tière, disparaissait sensiblement ; bientôt même , ces premiers métis , *comme les pur sang*, furent décimés par la cachexie et par la péripneumonie.

Aussi s'empressa-t-on de mettre à profit les rudes leçons de l'expérience. Dans l'intervalle de quelques années, la race indigène reconquit ses anciens caractères chez tous les propriétaires qui l'avaient dédaigné , en voulant lui imposer inconsidérément un type nouveau , avec des élémens peu en rapport avec notre climat et la nourriture d'alors.

Et aujourd'hui, de tous ces essais, il ne reste plus , dans certains troupeaux , *après une longue série de générations*, que quelques bêtes dites encore *métisses;* quoiqu'elles n'aient, *à un faible degré*, d'autre caractère tranchant de la race mérine que la finesse de la laine ; généralement elles sont très délicates et mauvaises laitières.

Il faut néanmoins faire observer que les tristes conséquences des innovations précitées, envisagées sous un autre point de vue de la plus haute importance, eurent de très grands avantages. Depuis lors , tous les cultivateurs intelligens ont acquis la connaissance des rapports intimes qui existent entre les animaux et les agens hygiéniques, en apprenant aussi que de la culture des fourrages dépend l'amélioration du bétail , amélioration recherchée en vain *dans le seul emploi* des animaux reproducteurs étrangers.

En effet, parmi tout notre bétail, l'espèce ovine est la seule qui jouisse maintenant avec largesse de la salutaire influence des modifications de notre agriculture et des modifications spéciales qu'ont imprimées sur elle, soit *un bon régime*, soit *des croisemens en dedans (in aud din)* bien dirigés, bien surveillés, surtout par le choix des mères bonnes laitières.

On peut donc dire avec un légitime orgueil que, sur cette précieuse race, l'observateur constate tout l'empire de l'éleveur qui, par une nourriture saine, réglée et variée, a su en faire *une véritable machine industrielle*, puisqu'il a donné aux animaux de cette espèce, non-seulement les formes par lesquelles ils se distinguent, mais encore les qualités et les aptitudes à l'emploi qu'il a voulu en faire, c'est-à-dire à la production du lait.

Je dois expliquer rapidement un fait si majeur : avant la culture, avant l'extension des prairies artificielles, plus des deux tiers de nos bêtes à laine faisaient partie de cette race dite *Ségaline*, remarquable par sa conformation décousue, par la longueur de ses membres, de son corps, par l'ampleur de ses oreilles, par l'étroitesse de sa poitrine, par le rétrécissement du pis et par la mauvaise qualité de sa laine, classée par les fabricans dans la section des *laines étameuses*.

Insensiblement, par l'abondance d'une nourriture plus substantielle dans toutes les saisons de l'année, par le bon gouvernement des troupeaux, par des croisemens avec les béliers du Larzac, l'immense majorité des brebis laitières des arrondissemens de Millau, de Saint-Affrique et des cantons limitrophes, étrangers à l'Aveyron, a acquis les précieux caractères de la race primitive et a pris un peu plus de taille, sans vicier les belles formes décrites au début.

Bien plus, je le redirai encore, par voie de progression parmi les bonnes laitières, notre race s'est ainsi

améliorée et perfectionnée, en lui imposant cette conformation très essentielle *au grand développement des
organes mammaires*, véritables sources de lait qui nous
autorisent à dire ces paroles harmonieuses : *Sunt no-
bis... et pressi copia lactis.*

Ainsi, à mesure que les assolemens améliorans ont
fait de rapides progrès, en démontrant leurs bienfaits
aux plus incrédules, aux plus tenaces routiniers, la fabrication du fromage a grandi, et par elle s'est effacée
et s'efface tous les ans la race ségaline.

En outre, nous sommes en droit d'espérer que bientôt
nous ne possèderons *qu'une seule race ;* tous les troupeaux peuvent jouir d'une même amélioration, d'une
même perfection ; il faut aussi espérer qu'un jour, en sup-
primant totalement la paille de la nourriture du menu
bétail et en la remplaçant, pendant l'hivernage, par une
ration de fourrages-racines, on pourra tenter avec succès l'amélioration du lainage, soit en qualité, soit en
quantité, par des croisemens bien entendus.

Déjà, d'après quelques notes pratiques prises chez
M. Randon du Landre et à Olemps, je suis autorisé à
avancer que de pareils croisemens n'alièneront en rien
la qualité essentielle de *bonne laitière*, tout en fournissant une toison plus abondante et d'une valeur double,
beau résultat que l'on obtiendra avec l'aide d'un meilleur régime et d'une hygiène perfectionnée.

Du reste, pour embrasser la question sous toutes ses
principales faces, je dirai que toutes les diverses natures
du sol des contrées fromagères, soit *le calcaire*, soit
l'argilo-calcaire, soit encore *l'argilo siliceux* ou *l'argilo-
gréseux*, peuvent produire des plantes et des racines
fourragères.

Une telle culture dépend entièrement de la volonté du cultivateur, essentiellement jaloux d'améliorer son sort par le seul moyen que la Providence lui a départi, c'est-à-dire par l'élève et la multiplication des animaux domestiques.

L'économiste Ballanche nous apprend, *dans ses institutions sociales*, qu'il dépend de l'homme de changer non-seulement la constitution atmosphérique du lieu où il s'établit, mais encore la nature du sol cultivable.

Plusieurs propriétaires de nos contrées ont sanctionné par l'expérience *cette grande maxime*, et ils trouvent de nombreux imitateurs : de vastes étendues d'un sol jadis inculte ou peu productif ont été largement défoncées et épierrées ; elles donnent d'abondantes récoltes ; elles nourrissent d'immenses troupeaux laitiers.

Comme autrefois, il ne faut plus traire *neuf* brebis pour avoir 40 kilog. de fromage : aujourd'hui *quatre* d'entre elles en fournissent 50 kilog. ; il est même des troupeaux qui, composés de cent têtes, en rendent 22 kilog. par tête, et tout nous fait espérer que, dans beaucoup d'exploitations rurales, *deux* brebis en donneront 50 ; alors les pailles seront réservées aux litières.

Par conséquent, si, pendant une trop longue suite d'années, chaque brebis ne rapportait en moyenne que la somme de 10 fr., elle donne depuis long-temps à son maître un revenu double, savoir : agneau, 2 fr. 50 c. ; laine, 4 fr. 50 c. ; fromage, 13 fr. — Total, 20 fr.

Tous les cultivateurs s'accordent à dire, avec juste raison, que cette somme de revient est *un produit net* ; ils ne tiennent aucun compte de la nourriture des troupeaux ; elle est largement satisfaite par les rendemens de la culture améliorante.

Les frais de garde sont plus que compensés par le fumier; on trouve encore une compensation rationnelle, contre la mortalité et pour la perte du temps des domestiques employés soir et matin à la traite, dans les produits journaliers du petit-lait, du beurre, des recuites et des gestations bigéminales.

Je ne parlerai pas de l'augmentation des têtes du troupeau, par le fait de la culture des prairies artificielles, puisqu'elle concourt à l'augmentation du revenu, soit en laitage et lainage, soit en céréales, par les engrais qu'elle fournit; j'ajouterai cependant, pour faire ressortir toute l'importance de l'industrie fromagère, que le chiffre de la fabrication du Roquefort, qui s'élevait, il y a trente-cinq ans environ, à 8,000 quintaux petit poids, est arrivé au nombre de 24,000 quintaux métriques, et détermine dans le pays une circulation de 2 millions de francs.

Sans doute, la nourriture fournie par les prairies artificielles influe sur cette grande production de fromage, surtout la bonne nourriture hivernale, puisque, sans elle, les troupeaux laitiers dépérissant, pendant cette saison, par une alimentation insuffisante, reprennent, au retour de la belle saison, leur embonpoint perdu, avant de fournir beaucoup de lait.

Mais tous les alimens les plus usités contribuent-ils également à la quantité et à la qualité du lait?

C'est ce que j'ai cherché à établir dans une série d'observations pratiques, en tenant toutefois *un compte approximatif* de l'âge et de l'état de santé des troupeaux, de l'influence climatérique et des brusques variations atmosphériques, de la nature du sol qui fournit les alimens

et du bon entretien hivernal , des dépaissances momenta-
nées sur les devois , les jachères et autres parcours où
abondent le thym et le serpolet , et enfin de la manière
de traire les brebis.

Il résulte donc de mes recherches , et j'espère qu'elles
acquerront un jour *une exactitude plus rigoureuse* quand
elles seront poursuivies à titre d'expériences dans une
ferme-école :

1° Que la luzerne , mangée *exclusivement* en herbe ,
fournit un lait d'une saveur agréable , qui donne , *par
brebis* , de 26 à 27 pour 100 de matière caséuse et une
crème très blanche : cette matière caséuse ou *fromage*
demande moins de pain moisi que celle fournie par le
trèfle ; sa pâte est encore plus sèche et plus ferme ; en
cave , elle fait moins de déchet ;

2° Que la luzerne , favorisée par quelques heures de
dépaissance sur des terrains où abondent les plantes aromatiques sus-indiquées , fournit un lait d'un arome déli-
cieux et riche en matière caséeuse de 25 pour 100 ; plus
tard , cette matière , manipulée comme je le dirai plus
bas , donne les pains fromage de la première qualité ;

3° Que le sainfoin ou esparcette , livré en dépaissance exclusive et sans réserve , puisqu'il ne météorise
pas , fournit un lait riche en matière caséeuse , de 26 à
27 pour 100 ; elle a moins de saveur et d'arome que
celle fournie par la luzerne , mais elle acquiert aussi ces
deux qualités par les dépaissances sur les sols où croissent
en abondance les plantes aromatiques; plus tard , les
pains fromage sont de la première qualité ;

4° Que la minette et la pimprenelle , à quelques légères différences près , en dépaissance exclusive et sans

réserve, fournissent un lait riche en arôme et riche en matière caséeuse de 22 à 23 pour 100 ; en cave, le fromage fait peu de déchet, et il s'y conserve long-temps ;

5° Que le trèfle, mangé exclusivement en herbe, fournit un lait jaunâtre, très séreux, riche en matière caséeuse de 18 à 19 pour 100, prenant beaucoup de sel, formant une croûte pleureuse et faisant en cave beaucoup de déchet ;

6° Enfin, que le trèfle, favorisé par quelques heures de dépaissance sur les terrains sus-mentionnés, fournit un lait moins séreux, riche en matière caséeuse de 21 à 22 pour 100, et atteignant le chiffre de 24 pour 100, à l'aide d'une buvée journalière avec le marc de raisin et le tourteau de lin ; on approche encore ce dernier résultat en donnant au ratelier une bonne ration de fourrages secs.

Toutes ces données approximatives, mais utiles aux cultivateurs sous tant de rapports, démontrent mon erreur et celle des savans agronomes et naturalistes qui, en publiant des mémoires sur Roquefort, ses caves, son fromage, etc., ont avancé, comme moi, que l'introduction des produits des prés artificiels dans la nourriture des troupeaux laitiers avait altéré la qualité de ce fromage si justement surnommé *le roi des fromages*.

Je répèterai néanmoins que, pendant long-temps, cette assertion n'a pas été sans fondement chez le plus grand nombre de cultivateurs ; mais, depuis peu d'années, l'observation et l'expérience ont enfin démontré d'une manière péremptoire que l'infériorité du fromage des brebis nourries avec des fourrages artificiels ne provenait que de l'emploi peu judicieux de ces fourrages, tandis qu'en donnant d'autres substances alibiles, on obtient un fromage parfait et digne en tous points de rivaliser avec celui que l'on obtenait jadis par la dépaissance exclusive sur les pâturages naturels.

Maintenant ces précieux résultats sont, sans contredit, *largement favorisés par les importantes modifications* qu'ont subies les procédés de l'ancienne fabrication, et que l'on doit mettre dans un rapport direct avec les influences climatériques, avec les variations thermométriques de l'air et avec les diverses qualités de la nourriture.

A ces fins, on ne peut jamais assez recommander l'aérage continuel des bergeries : l'air vif et pur, indispensable à la bonne santé du troupeau, possède une influence très grande et très directe sur les qualités du sang, et le sang sur celles du lait ; en outre, les bergeries doivent être spacieuses, propres et pourvues d'une litière sèche et suffisante ; on doit en exclure les buis et les genêts dont les feuilles et les jeunes tiges, broutées par les brebis, donnent au lait une saveur désagréable.

Le soir, au retour des pâturages, le troupeau doit se reposer pendant une heure au moins, surtout quand il a parcouru plusieurs kilomètres. On le laisse se reposer, au printemps, dans les bergeries, et pendant les fortes chaleurs de l'été, à l'ombre, dans un lieu frais situé aux alentours de l'exploitation.

Ce repos, toujours salutaire, ramène la respiration à son état normal, rafraîchit les mamelles, et les brebis reposées à l'aise donnent plus facilement le lait.

Quand la traite a eu lieu en plein air, il faut se garantir, autant que possible, des grands courans d'air, du vent du midi, qui transporte dans la cuvette des corps étrangers, de la poussière, qui altèrent le lait. Tout ce qui se rapporte aux manipulations de ce liquide exige une propreté sans bornes.

Il est très avantageux d'activer la traite, afin que les brebis ne se pressent pas si long-temps les unes contre les autres et qu'elles jouissent au plus tôt de la tranquillité qui leur est si nécessaire après cette pénible opération : je dis pénible opération, car le soubattement du pis le plus modéré, le plus régulier, occasionne toujours des sensations douloureuses et l'engourdissement des membres postérieurs.

On doit recommander de frapper le moins possible le pis : les revers de main que lancent avec force sur les mamelles les goujats vigoureux chargés de la traite, sont le plus souvent la cause réelle de l'inflammation et de la gangrène de ces organes; les propriétaires ne sauraient prendre trop de précautions pour éviter ces causes de maladie. Par une traite douce et bien graduée, par de légers soubattemens, on obtient la même quantité de lait.

Pour activer suffisamment la traite, chaque domestique ne doit traire en moyenne que vingt-cinq brebis ; de cette manière, seize personnes peuvent traire un troupeau de quatre cents bêtes en deux heures.

La traite finie, on porte au logis les cuvettes remplies de lait. Avant de verser ce liquide sur le couloir, on le laisse se reposer quelques instans ; les crottins, les corps légers, montent à la surface, et les matières lourdes se précipitent au fond du vase. La ménagère enlève les uns avec l'écumoire, tandis que le dépôt, les ordures précipitées, qui, par leur contact, pourraient altérer toute la masse du lait, restent dans la cuvette.

Après le coulage, on chauffe le lait ; cette opération, qui empêche le liquide de tourner, a pour but l'évaporation d'une grande partie de la vapeur d'eau que contient le lait. Elle doit être bien étudiée et bien conduite ; car, comme la nourriture, elle influe beaucoup sur les qualités du fromage.

Les plantes, qui végètent soit dans un air vif et pur, sur un sol calcaire et un peu ferrugineux, comme le Larzac et tous les Causses qui environnent Roquefort, Saint-Affrique et Millau, soit qu'elles viennent dans les prairies artificielles ou dans les herbages naturels, sont fermes, peu aqueuses, fortement nutritives, fournissent un sang riche en globules, en fibrine et en albumine, et contribuent puissamment à la formation d'un lait contenant beaucoup de beurre, beaucoup de principe caséeux, et remarquable par sa saveur et par son arôme. Le lait des brebis nourries avec ces plantes ne doit être chauffé que jusqu'au premier point de l'ébullition, point qu'il faut même se garder d'atteindre quand le vent du midi souffle.

Dans un cas, si l'on dépasse ce degré de chaleur, et dans l'autre, si l'on y arrive, le lait perd son arôme, et le fromage, la légèreté, la délicatesse qui caractérisent sa pâte. Il est bien vrai que le fromage sera plus pesant et que la maturité en cave sera plus prompte ; mais on ne doit jamais sacrifier à ces deux avantages pour le producteur et le négociant les deux qualités, légèreté et délicatesse de la pâte, qui sont si essentielles et si désirées par le consommateur.

Le lait des brebis qui paissent sur des sols argileux et frais, et dans les pâturages naturels ou artificiels dont les plantes sont fades et aqueuses, doit subir une ébullition de 12 à 15 minutes. Sans cette condition, le fromage, trop saturé d'eau, n'acquiert jamais la fermeté et la consistance nécessaires à sa conservation; il prend peu de sel, bleuit moins et il est plus tardif en cave.

Le lait des bêtes à laine abondamment nourries avec des substances aqueuses, — betteraves, pommes de terre, carottes, navets, — doit subir le même degré d'ébullition. Cette observation s'adresse aux cultivateurs qui, possédant des terres privilégiées, récoltent ces alimens (les pommes de terre surtout) et en font consommer à leurs troupeaux avant la fin de la saison de traire.

Du temps de la dépaissance exclusive sur les pâturages naturels, on chauffait à peine le lait; un grand nombre de cultivateurs le laissaient même à sa température ordinaire, ce qui contribuait beaucoup à lui conserver l'arôme et le parfum des plantes que les troupeaux prenaient en abondance sur les pelouses. Néanmoins, même dans ces temps, quand l'air était chargé de brouillards, que les brebis vivaient dans une atmosphère humide et broutaient des herbes mouillées par les pluies ou par les rosées, on donnait au lait un plus fort degré de chaleur.

On doit encore aujourd'hui suivre cette méthode dans toutes les fermes exposées aux brouillards, là où la gelée blanche est persistante. On devrait, dans ces mêmes fermes, donner plus souvent du sel aux troupeaux et les faire paître sur les avoines d'hiver; cette plante contient un principe tonique et stimulant qui prévient les effets d'une nourriture surchargée d'humidité.

Ainsi, et comme je viens de l'expliquer, il convient de chauffer le lait graduellement, en tenant compte de l'état de l'atmosphère, du sol et de la nourriture donnée aux brebis. Pour cela, il faut de l'intelligence, de la perspicacité et du bon vouloir; le cultivateur qui possède ces qualités acquiert bientôt l'*expérience*, le plus sûr des thermomètres en pareille matière.

Je ne terminerai pas mes observations à ce sujet sans ajouter que M. Vernhet, de La Borie-Blanque, convaincu comme moi de l'influence exercée par la chaleur sur les qualités du lait, va, en chauffant ce liquide au bain-marie, chercher à déterminer le degré précis de température qu'il convient de lui communiquer. Je me ferai un devoir de suivre et de publier les expériences de cet honorable et infatigable agriculteur; bien plus, ces expériences seront précédées de *quelques essais avec le lactomètre*, et de *quelques notes pratiques* qui établiront si le lait *extrait sur la fin de la traite* est plus riche en matière butireuse et caséeuse que *le premier*.

Je reviens à mon sujet.

Parvenu au degré convenable de chaleur, le lait doit être ensuite abandonné à lui-même dans la pièce de la maison où on le travaille, afin qu'il se refroidisse lentement. Il ne faut jamais l'exposer subitement à l'air frais extérieur. Pendant le refroidissement, on l'écrème, en ayant bien soin de ne pas l'agiter.

Le lendemain, on mélange ce lait à celui que fournit la traite du matin, qui ne doit être jamais ni chauffée, ni écrémée.

Avant d'opérer le mélange, il est important, pendant les mois de mars, d'avril et de mai, de chauffer le lait du soir jusqu'à la température que possède celui qu'on tire le matin même du pis de la brebis. Quand les deux liquides n'ont pas la même température, le mélange devient difficilement très intime et homogène ; il se forme toujours de petits grumeaux caillebottés, réfractaires à l'action de la présure.

Le meilleur fromage est celui qui est fabriqué avec du lait moitié écrémé. Si la totalité du liquide est privée de crême, si on enlève ce produit à la traite du matin, on prive la masse de l'*onctuosité* nécessaire à la parfaite agrégation des molécules caséeuses, et l'on obtient un fromage dont la pàte sèche ressemble, après un mois de cave, à de la *sciure de bois*.

Si, au contraire, tout le liquide a conservé son principe butireux, si celui du soir possède encore sa crême, on obtient plus de produit ; car, en enlevant le beurre, on enlève aussi du caséum ; mais le pain-fromage qui en provient ne présente qu'une pàte compacte, dense, jaunâtre, ayant de l'analogie avec la colle ; il est donc dépourvu de cette saveur piquante, de cette légèreté, de cette délicatesse qui, unie à une blancheur remarquable, parsemée çà et là de taches azurées, sont les principales qualités de notre fromage.

Après le mélange des deux liquides, on les agite, au moyen d'une baguette en bois ou d'une bassine en cuivre, et en même temps on verse dans la masse une cuillerée de présure pour 50 kil. de lait.

La meilleure présure est faite avec la caillette du chevreau, de l'agneau ou du veau : le chevreau fournit la plus estimée. Il est prouvé que celle que l'on retire de l'estomac du porc contribue beaucoup à faire jaunir le

fromage et à le faire noircir en cave. On a remarqué
également que le caille-lait, l'artichaut, les acides mi-
néraux, employés dans la présure, dessèchent beaucoup le caillé.

Pendant les fortes chaleurs, la présure doit être renouvelée ou alimentée avec un peu d'eau salée, tous
les quatre jours, afin de prévenir un état de fermentation qui tend à s'y opérer : fermentée, elle détériorerait
les qualités du fromage en lui donnant une saveur fade.

Aussitôt que la présure est versée, on tourne et on
retourne en tous sens le caillé : il faut se garder de faire
cette opération avec la main, car la chaleur du corps,
la sueur, déterminent dans le caillé des points safranés
et compactes.

Peu d'instans après, on extrait le petit-lait. Cette ex-
traction doit être opérée d'une manière lente et graduée ; la pression faite par un ou deux moules dans la
marmite et celle qui résulte de la large bassine destinée
à recevoir le petit-lait, posée sur le caillé, sont suffi-
santes ; il ne faut jamais extraire la totalité du sérum,
car une partie de ce liquide contribue, comme la crême
laissée sur une partie du lait, à donner de l'onctuosité
aux molécules caséeuses.

Après avoir enlevé la quantité voulue de petit-lait,
on met le caillé, par trois ou quatre couches, dans des
moules en terre vernissés. Sur chaque couche, on pro-
jette une pincée de pain moisi qui active la production
du bleu, hâte la maturité du fromage et en facilite la
vente. Le pain moisi doit être mis avec mesure ; un
excès détermine dans le pain-fromage une fermentation
qui désagrége les molécules caséeuses.

Le pain moisi n'est pas indispensable pour faire bleuir le fromage. Anciennement l'usage en était, pour ainsi dire, inconnu, et le fromage bleuissait très bien après deux mois de séjour en cave; mais les expéditions prématurées que les négocians sont obligés de faire pour contenter leurs commettans exigent l'emploi de cette espèce de levain. Du reste, comme je l'ai dit plus haut, le pain moisi active la maturité du fromage et la formation de cette couleur bleue si recherchée par tous les amateurs.

Ce pain doit être préparé avec une égale quantité de farine de seigle et de farine de froment; celle de l'avoine doit être proscrite, à cause du principe particulier résineux qu'elle contient. On le prépare ordinairement avant Noël : la moisissure est complète trois mois après; pendant l'été, un mois suffit; en hiver, on peut activer cette moisissure par une douce chaleur. Après la mouture et le tamisage du pain, on doit le conserver à l'abri de l'air.

On doit laisser les pains-fromages dans les moules pendant trois jours consécutifs, et les retourner trois ou quatre fois par jour. En les sortant des moules, on les dépose sur des linges et on les tient dans une petite pièce appelée *séchoir*. Les fromages demandent de plus en plus les soins d'une extrême propreté; car c'est principalement à cette condition que la croûte acquiert la blancheur remarquable qui les fait rechercher.

Le séchoir, pour favoriser la blancheur de la croûte, doit être à l'abri du vent du midi, éloigné des tas de fumier et suffisamment écarté des granges où l'on met les foins nouveaux. Pour le maintenir à une température uniforme, on y place, pendant les temps humides, un peu de braise que l'on a soin d'éloigner des tréteaux sur lesquels sont les fromages, afin de ne pas communiquer à la croûte une teinte safranée.

Quelques cultivateurs, pour blanchir l'extérieur des fromages à teinte safranée, les plongent dans du petit-lait bouillant. Cette opération augmente l'épaisseur de la croûte et rend le fromage inaccessible au sel.

Bien plus, l'application de la plus petite quantité de sel, par la main de la ménagère, épaissit encore la croûte, la noircit et nuit à l'écoulement du petit-lait, qui dure tant que le pain-fromage reste dans le moule.

Enfin, après quatre ou cinq jours de séchoir, le fromage doit être transporté à Roquefort avec tous les soins possibles. Là, sitôt son arrivée, il est examiné et pesé ; le poids en est transcrit sur une feuille qui reste la propriété du cultivateur, sur la main-courante de la cave et puis sur le grand-livre.

Le prix du fromage frais est, en moyenne, de 50 fr. les 50 kilogr.; le plus souvent il est acheté par police et pour plusieurs années, ou bien la transaction s'en opère à l'époque des foires des arrondissemens de Millau, Saint-Affrique et Lodève, en février, mars, avril et mai.

Le fromage reçu pour le compte du négociant reste toute la journée dans l'appartement où il a été pesé ; les pains qui ont été *rebutés* sont séparés et salés pour le compte du propriétaire qui les retire, à la fin de la campagne, lors du règlement définitif, pour ses besoins domestiques.

Le lendemain, les pains sont descendus à un étage inférieur dit *saloir*, où ils sont salés sur les deux surfaces planes, en les empilant par cinq ; deux ou trois jours après, on les frotte avec la main sur toutes leurs surfaces, pour y faire pénétrer le sel.

Cette dose de sel varie suivant les qualités du fromage : une pâte sèche et délicate en exige beaucoup moins que les pâtes grossières et pleureuses ; les commis exercés en prescrivent la dose nécessaire.

Après le septième ou huitième jour du saloir, le fromage est raclé, descendu à la cave et empilé par cinq sur des planchers très propres, où il reste jusqu'à ce qu'il soit bien sec. En ce nouvel état, on place les fromages de champ et on les distance un peu les uns des autres ; ils restent dans cette position pendant vingt-cinq ou trente jours.

Les premières ràclures, composées de toutes les substances plus ou moins sales et adhérentes à la surface des pains, prennent le nom de *rebèlun* ; il est destiné à la nourriture des porcs et des chiens.

Les secondes raclures qui succèdent immédiatement aux premières et qui sont composées d'une partie de la croûte ou écorce première du fromage, prennent le nom de *rhubarbe blanche* et servent à la nourriture des domestiques et des ouvriers des villes.

Sept à huit jours après *la mise de champ*, le fromage pousse *barbe* ou *duvet*. C'est *cette véritable végétation cryptogamique* qui, par sa blancheur éclatante, par sa longueur, par son épaisseur et par sa légère humidité, dénote les bonnes qualités du fromage et la bonté des caves ; il en est tout autrement si ce *duvet* est sec, noirâtre ou d'une teinte rouge lentilleuse.

Quelques jours avant l'expédition, on enlève ce duvet par une légère raclure. C'est alors que le fromage

possède sa fermeté et sa véritable couleur rosée, tache-
tée de quelques points d'un bleu céleste. Ce duvet,
destiné à la nourriture du porc, est remplacé par une
légère onctuosité qui se dessèche au contact de l'air.

Lorsque la vente est en chômage et que le fromage
barbifié séjourne en cave cinquante ou soixante jours,
on le repasse très légèrement toutes les semaines, et l'on
obtient une rhubarbe rougeâtre qui, quoique moins
chère que la blanche, est plus estimée.

Quand les mauvaises qualités de fromage vieillissent
en cave, cette seconde rhubarbe est noirâtre. Cette couleur s'observe parfois, dans les mauvaises caves, sur
des qualités supérieures.

La manipulation que je viens de décrire est aujourd'hui
la plus usitée et celle qui donne le moins de déchet, à
qualités égales de fromage. Ce déchet est, en moyenne,
de 25 pour 100. Dans certaines caves qui activent la
fermentation du fromage d'une manière toute spéciale,
ce qui en accélère le débit, le déchet n'est que de 22
pour 100. Parmi ces caves, je citerai principalement
les caves Laumière, Durand-Palerme, Broussou aîné et
Vernhet.

Quarante jours après son entrée en cave, le fromage
peut être livré à la consommation : il possède alors toutes les qualités qui le distinguent et qu'on lui envie inu-
tilement en certaines contrées; mais ces qualités ne sont
réellement parfaites et plus durables que dans les mois
d'août, septembre et octobre.

Le fromage est expédié de trois manières : dans des
paniers, dans des gagets en bois ou dans de grandes corbeilles d'osier ou autres arbustes; seulement,

les expéditions de l'automne pour Paris se font dans de longues caisses ménagées à cet effet.

Dans les gagets, le fromage ne s'échauffe pas autant ; l'air le traverse sur toutes ses faces , et , dans les divers moyens d'emballage , recouverts intérieurement d'une couche de paille de seigle , les pains , placés de champ ou bien les uns sur les autres , sont tous séparés par une planchette.

Les fromages-primeurs pour Paris sont mis, par quatre ou par cinq , dans des paniers coniques. Les malles-postes en font alors le transport , les charrettes ou les diligences font celui de la Provence , du Bas-Languedoc, des Cévennes , etc. , etc. , au moyen des gagets ou de grandes corbeilles.

Enfin , Paris , Toulouse , Bordeaux et Marseille reçoivent les premières qualités du fromage de Roquefort ; l'Hérault , le Gard , le Tarn , le Lot , l'Aude , etc. , reçoivent les qualités inférieures.

FIN.

ERRATUM. — A la 58e page , 6e ligne , au lieu de *trois litres,* lisez *deux décilitres.*

TABLE DES MATIÈRES.

FIN.

Rodez, Imp. de Carrère Aîné.

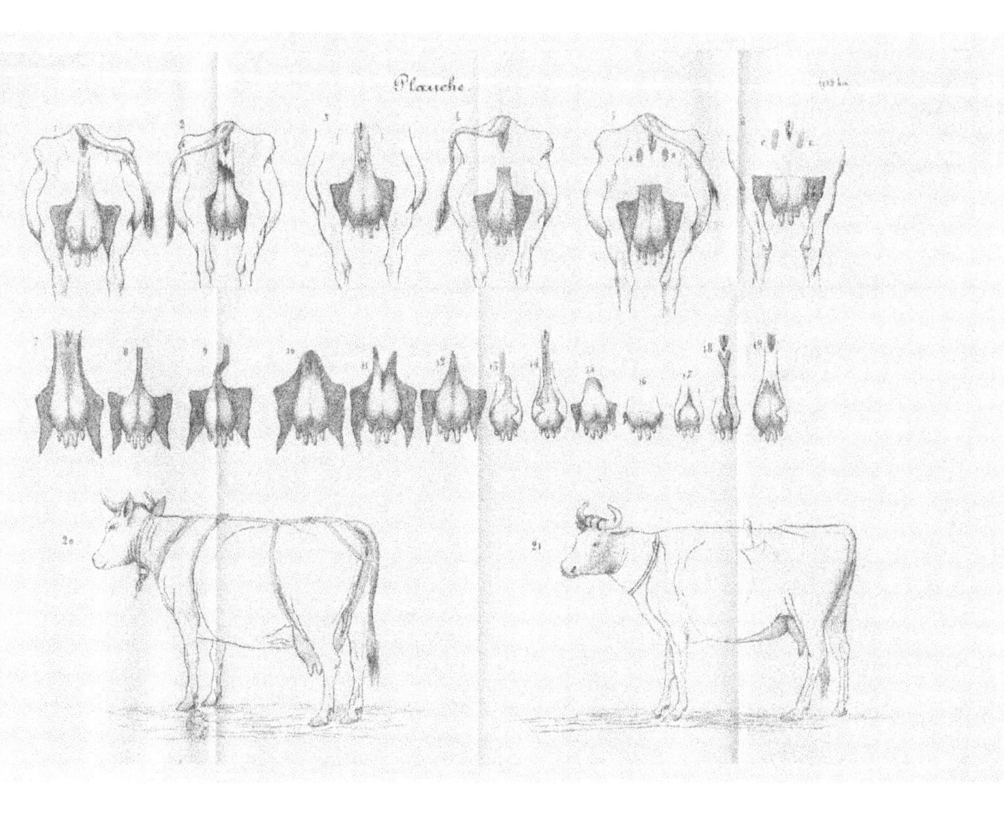
Planche.
102 bis.

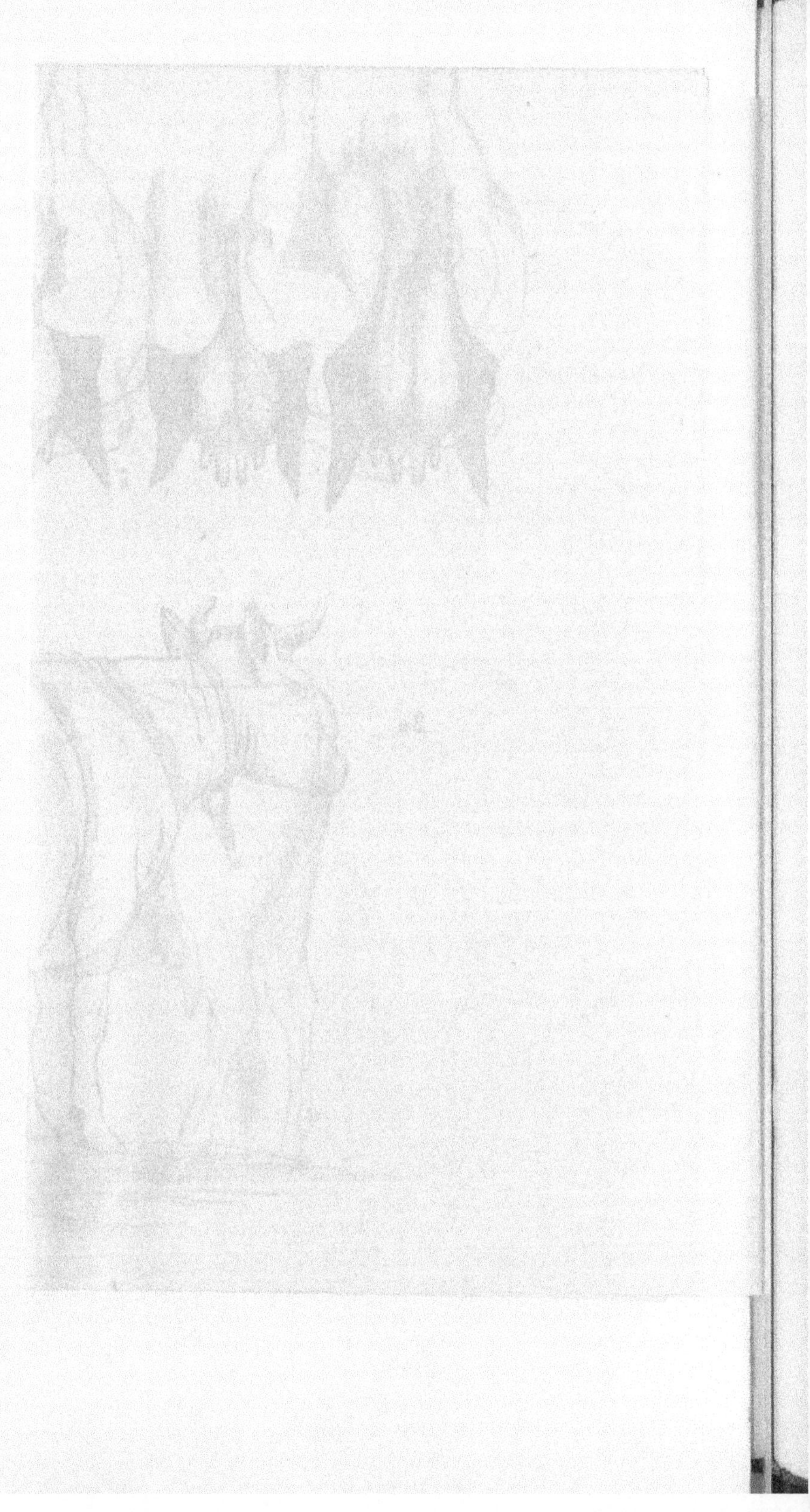